Impressum

Bibliografische Information der Deutschen Nationalbibliothek
Die Deutsche Nationalbibliothek verzeichnet diese Publikation in der Deutschen Nationalbibliografie; detaillierte Daten sind im Internet abrufbar über: https://www.dnb.de/

Akupressur: Soforthilfe-Behandlung für Nerven- und psychische Beschwerden, Depression, Allergien, Blutdruck- und hormonelle Probleme, sowie Diabetes - inkl. Tipps zu Ernährung und Lebensstil (von TCM-Meisterin OMA LING)(Originalausgabe)

1. Auflage Juni 2023
Ein Imprint der C. Klein & J. Helbig GbR
Hortensienstraße 26, 40474 Düsseldorf

Autorinnen: Yihong Wu, Jingling Song
Illustrationen: © Xuanhui Ai
Cover-Illustrationen © Xuanhui Ai
Cover-Gestaltung: © Christopher Klein
Gestaltung von KLHE-Verlag
ISBN: 978-3-98538-109-8

Weitere Informationen zum Verlag: www.klhe.de
Weiterführende kostenlose Hilfe auf: http://www.klhe.de/helper/bonus-2/

Nicht verpassen!

Kostenloses Zusatz-Material

Liebe Leserinnen und Leser,

bei unseren Ratgebern richten wir den Fokus stets auf die unmittelbare Anwendbarkeit des vermittelten Wissens in der Praxis. Mit diesem Ziel entstand in den vergangenen Jahren – basierend auf dem breiten Erfahrungsschatz der Autoren – ein einzigartiger Newsletter mit hilfreichen Antworten zu vielen Lebensfragen. Direkt zum Start erhalten Sie folgende Bücher als kostenlosen PDF-Download:

- Glück: Der ultimative Ratgeber (120 Seiten)
- Das Übungsbuch zum Ratgeber „Glück " (76 Seiten)
- Ziele finden, setzen und erreichen (62 Seiten)

Dieser Newsletter unterstützt Leser von KLHE helper Büchern Schritt-für-Schritt auf ihrem Weg des persönlichen Wachstums mit dem Ziel, die Kontrolle über das eigene Leben zurückzugewinnen, den Kontakt zum spirituellen Ursprung wiederherzustellen und nicht zuletzt ein glückliches, gesundes und erfülltes Leben zu führen. Der Helper-Letter enthält wichtige Zusatzmaterialien und -Informationen und behandelt brandaktuelle sowie zeitlose Ratgeberthemen. Dabei bleibt der Blick stets auf die Praxis gerichtet.

Last but not least erhalten nur Abonnenten des KLHE helper Newsletters Hinweise zu exklusiven Ratgeberangeboten und Geschenkaktionen!

Melden Sie sich also jetzt kostenlos an unter:

www.klhe.de/helper/bonus-2/

Inhaltsverzeichnis

00 Einleitung

01 Nervensystem

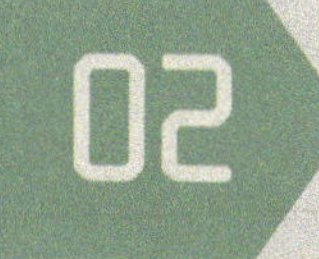

02 Herz-Kreislaufsystem

Inhalts-verzeichnis

03

Gesicht (Augen/Ohren/Nase/Mund)

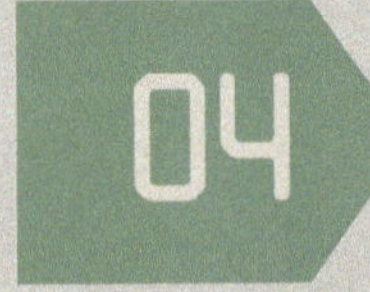

Hormonsystem

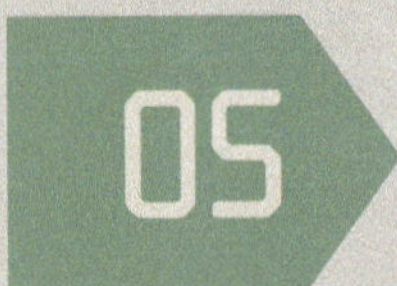

Harn- und Geschlechtsorgane

Inhalts-verzeichnis

06

Haut und Haare

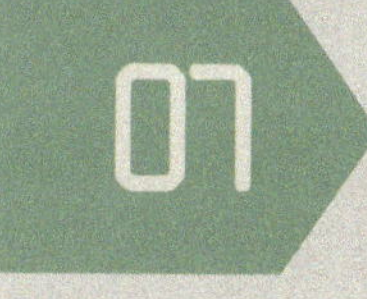

Sonstige Symptome

Einleitung - Bevor es losgeht...

Das Thema Gesundheit bewegt die Menschheit, seitdem es Krankheiten gibt – seit Anbeginn der Zeit. Gesundheit bedeutet aber nicht nur die Abwesenheit von Krankheit, sondern bezieht sich auch auf körperliches und geistiges Wohlbefinden. Nur, wenn Körper, Geist und Seele gesund und im Einklang sind, sind wir wahrlich gesund und können unser gesamtes Potenzial ausschöpfen.

Im 20. Jahrhundert hat sich die medizinische Wissenschaft, insbesondere die westliche Medizin, rasant weiterentwickelt. Forschungen werden immer komplexer, gehen tiefer ins Detail und verlagern sich vom Arztzimmer zum Labor. Das 21. Jahrhundert ist zur Ära der Stammzellen geworden – eine Ära, in der Stammzellen zur Behandlung schwerer Krankheiten wie Parkinson verwendet, mit ferngesteuerten Robotern präziseste Operationen durchgeführt werden, und minimalinvasive Operationen und Organtransplantationen möglich geworden sind. Auch die Untersuchungs- und Diagnostikmethoden werden immer intelligenter. Das wissenschaftliche Fundament und die fortschrittliche Natur der westlichen Medizin hat sie verdientermaßen zur Mainstream-Medizin der Welt gemacht. Allerdings ist die westliche Medizin in einigen Bereichen auch limitiert. Die Ursachen mancher Krankheiten sind beispielsweise bis heute nicht geklärt. Das erschwert die frühzeitige Prävention und macht eine vollständige Heilung nahezu unmöglich. Genau hier kann die Traditionelle Chinesische

Einleitung - Bevor es losgeht...

Medizin (TCM) mit ihrer 5.000-jährigen Geschichte zusätzliche Unterstützung bieten.

Die Traditionelle Chinesische Medizin wurde als medizinisches Theoriesystem auf Grundlage theoretischen Wissens der alten chinesischen Kultur hinsichtlich der Bekämpfung von Krankheiten entwickelt. Das berühmteste Werk der chinesischen Medizin ist das Huangdi Neijing (Kanon des Gelben Kaisers über Innere Medizin). Es hat vor tausenden Jahren bereits TCM-Behandlungsmethoden aufgezeichnet, die üblicherweise Akupunktur, Akupressur, Tuina, Massage, Schröpfen, Qigong, chinesische Kräutermedizin und Ernährungstherapie umfassen. Diese einzigartigen Behandlungsmethoden können die westliche Medizin bei der Heilung und Linderung vieler kniffligen Krankheiten unterstützen.

Die Theorie der TCM ist breit und tiefgründig. Daher ist es für die meisten Anfänger schwierig, einen praktischen Einstieg zu schaffen. Um TCM zu verstehen, bieten die sogenannten Meridiane und Akupunkturpunkte einen guten Ausgangspunkt, da sie an unserem eigenen Körper für uns greif- bzw. berührbar sind. Selbst wenn man bisher keinerlei Erfahrungen mit der Akupunktur gemacht hat, kann man mittels der Massage von Akupunkturpunkten (auch Akupressur genannt) Krankheiten bekämpfen und sich gesund halten. Wird in diesem Buch von "Massage" von Akupunkturpunkten gesprochen, ist in der Regel eine Mischung aus "drücken" und "kreisen" gemeint, wobei das Drücken wichtiger ist als das Kreisen. Ganz exakt ausgedrückt handelt es sich um ein "drückendes Kreisen" oder "kreisendes Drücken", wobei bei der Akupressur, wie der Name schon verrät, per Definition das kräftige "Drücken der Akupunkturpunkte" bis zum Schmerzpunkt im Vordergrund steht.

Die Meridiane

Den menschlichen Körper durchziehen vierzehn Meridiane. Diese sind:

1. Lungen-Meridian
2. Herz-Meridian
3. Perikard-Meridian
4. Nieren-Meridian
5. Leber-Meridian
6. Milz-Pankreas-Meridian
7. Dünndarm-Meridian
8. Dickdarm-Meridian
9. Drei-Erwärmer-Meridian
10. Gallenblasen-Meridian
11. Magen-Meridian
12. Blasen-Meridian
13. Renmai-Meridian
14. Dumai-Meridian

Meridiane verbinden alle inneren Organe und Gliedmaßen des Körpers miteinander und sind nach den mit ihnen verbundenen Organen benannt. Man kann sie sich wie ein umfangreiches Verkehrsnetz vorstellen. In diesem Netz können die zahlreichen Akupunkturpunkte auf jedem Meridian als Haltestellen betrachtet werden. Um zu einem bestimmten Ziel zu gelangen, muss man zunächst die zutreffende Verkehrsroute mit den entsprechenden Haltestellen finden und in den richtigen Bus/Zug einsteigen. Führen verschiedene Routen zum Ziel, können wir die schnellste wählen, oder die, deren Haltenstellen leichter zu finden und zu erreichen sind. Das heißt in der TCM-Praxis, dass alle Krankheiten des Körpers auf den Meridianbahnen gefunden werden können. Nehmen wir zur Veranschaulichung die Magenkrankheit. Der Magenmeridian hat 45 Akupunkturpunkt-Paare. Alle können dabei helfen, die Magenkrankheit zu bekämpfen, wir nutzen daher die Akupunkturpunkte, die leichter zu finden sind und besser wirken. Insgesamt gibt es mehr als 400 Akupunkturpunkte entlang der 14 Meridiane. Die müssen wir uns aber zum Glück nicht alle merken. Es genügt, die wichtigsten zu kennen.

In der Traditionellen Chinesischen Medizin geht man davon aus, dass alle Krankheiten durch Blockaden in einem oder mehreren der 14 Meridiane verursacht werden. Die Wirkung der Meridianheilung besteht folglich darin, die Meridiane zu stimulieren, um die autonomen Nerven in Ordnung zu bringen und die Blockaden zu lösen. Ist das Kreislaufsystem in unserem Körper gestört, gerät das autonome Nervengleichgewicht durcheinander, was wiederum den Energiefluß stört und Krankheiten verursacht. Das heißt, sobald ein inneres Organ negativ beeinträchtigt ist, sind die Blutgefäße, die dieses Organ innervieren, angespannt. An der Hautoberfläche entstehen Druckschmerzen. Diese Reaktion wird auch als "viszeraler Hautreflex" bezeichnet. An der

Einleitung - Bevor es losgeht...

Stelle, an der der Hautreflex auftritt, verlaufen die Meridiane. Durch die Stimulation der Meridiane kann das Gleichgewicht der autonomen Nerven wiederhergestellt und abnormale viszerale Reaktionen überwunden werden. Dies ist das therapeutische Prinzip und der Zweck der Meridiantherapie.

Obwohl viele Menschen zwar ein wenig über die chinesische Medizin wissen und die wunderbare heilende Wirkung der TCM auch bewundern, können sie wegen der Komplexität und Vielzahl der Akupunkturpunkte mit TCM trotzdem nichts anfangen. Außerdem ist die TCM für viele Menschen schwer anzunehmen, weil Ängste vor Akupunktur und Aderlass bestehen, oder die TCM als Suppenmedizin diskreditiert wird. In diesen beiden Büchern folgen wir jedoch dem Prinzip des DIY in der traditionellen chinesischen Medizin. Das heißt, wir konzentrieren uns auf die wichtigsten Akupunkturpunkte und reduzieren die verschiedenen komplizierten Behandlungsmethoden auf die Akupressurbehandlung einiger sehr effektiver Akupunkturpunkte. Das macht die TCM praktikabel und für jeden jederzeit zu Hause anwendbar. Wir helfen Dir, mit einfachsten Methoden und auf direktem Weg mit verschiedenen Alltagskrankheiten umzugehen, Schmerzen zu lindern und Dich selbst gesund zu halten. Diese beiden Bücher sollen ein Nachschlagewerk sein, das jeder verstehen und anwenden kann. Mit leicht verständlichen Beschreibungen und Illustrationen bringen wir Dir bei, wie Du mit den Fingern (oder kleinen Gegenständen des Alltags), anstelle von Nadeln, Akupunkturpunkte an Deinem Körper finden und behandeln kannst. Ob Reise- bzw. Seekrankheit während der Kreuzfahrt, plötzliche Bauchschmerzen mitten in der Nacht, Knieschmerzen beim Gipfelbestieg, oder ganz plötzlich auftretende Gesundheitsprobleme. Dieses Buch liefert Dir für die meist verbreiteten Krankheiten unserer Zeit passende Methoden, um das Problem mit ein paar Handbewegungen zu lindern.

Kennt man das Prinzip der TCM zur Behandlung von Krankheiten, fällt es nicht schwer, zu verstehen, dass unser Körper noch immer die beste Apotheke ist, die mit den Akupunkturpunkten die passende Medizin liefert.

Akupunkturpunkte zu massieren, kann Krankheiten vorbeugen und bekämpfen. Hierfür benötigst Du weder spezielle Instrumente noch eine besondere Umgebung. Die in diesem Buch vorgestellten Methoden der TCM sind leicht zu erlernen und können ungeahnte Heilungswirkung erzielen.

Noch ein paar wichtige Dinge:

Die Universalpunkte

Im menschlichen Körper findet man mehr als 400 Akupunkturpunkte. In diesen beiden Büchern haben wir die wichtigsten und effektivsten ausgesucht (das sind einige dutzende). Wenn Du trotzdem das Gefühl hast, dass es viel zu viele sind und Du nicht weißt, womit Du beginnen sollst, macht das nichts!

Einleitung - Bevor es losgeht...

Wir nennen Dir hier ein paar häufig verwendete Akupunkturpunkte, die wir als "Universalpunkte" bezeichnen, da sie gegen viele Krankheiten Wirkung zeigen. Wenn Du Dir nur diese Punkte einprägst und anwendest, bist Du bereits auf einem guten Weg, Dich gesund zu halten. Universalpunkte wirst Du bei vielen Symptomen immer wieder sehen, da sie an verschiedenen Stellen relevant sind. Man kann sich Universalpunkte wie die Hauptfiguren einer TV-Serie vorstellen, die in den meisten Episoden wiederholt erscheinen, während andere weniger wichtige Akteure seltener auftauchen. Daher solltest Du Dir diese wichtigsten Akupunkturpunkte zuerst einprägen. Kannst Du dann im Laufe der Zeit noch einige weitere dazulernen, solltest Du in der Lage sein, Dir bei fast allen Symptomen helfen zu können. Wir zeigen Dir diese Universalpunkte gleich im Anschluss an diese Einleitung. Bitte nimm Dir etwas Zeit und schau sie Dir genau an.

Akupunkturpunkte auf dem Rücken

Es gibt einige wichtige Akupunkturpunkte am Rücken (entlang der Wirbelsäule auf beiden Seiten), die für die Behandlung etlicher Erkrankungen im Buch erwähnt werden. Sollten die Punkte für Dich schwer erreichbar sein, bitte andere Personen in Deinem Umfeld um Hilfe bei der Behandlung. Du kannst Dich ersatzweise auf eine Faszienrolle legen und die genannten Punkte durch das Hin- und Herrollen stimulieren. Mach Dir dabei nicht zu viele

Gedanken, ob Du die Punkte ganz genau triffst. Ergänzend kannst Du Dich regelmäßig am Rücken sonnen. Der Sonnenschein hilft in der TCM dabei, die Immunabwehr des Körpers zu verbessern.

Hast Du an einer speziellen Stelle am Rücken Schmerzen, solltest Du das unbedingt als Warnsignal des Körpers ernst nehmen, dass eventuell etwas mit einem Organ nicht stimmt. Bestimme daher zunächst den betroffenen Meridian, indem Du Dich auf den Rücken legst und mit einem Tennisball versuchst, den Schmerzpunkt zu lokalisieren und anschließend mit Deinem Eigengewicht zu massieren. Handelt es sich beim Schmerzpunkt um einen Magen-relevanten Punkt, ist es wahrscheinlich, dass Dein Problem vom Magen herrührt.

Nutze diese Hinweise, um die zugrundeliegende Ursache herauszufinden und das Problem bestenfalls langfristig zu beseitigen.

Akupunkturpunkte an den Füßen

Viele wirkungsvolle Akupunkturpunkte befinden sich an den Füßen, speziell der Fußsohle. Wenn es Dir jedoch unangenehm ist, Dich ständig mit Deinen Füßen zu beschäftigen, kannst Du Übungen mit einem Fußbad ersetzen. Täglich vor dem Schlafengehen ein warmes Fußbad zu nehmen, hilft laut TCM, Herz-Kreislauf- , sowie Blutgefäßerkrankungen und sogar Krebs vorzubeugen. Medizinische Badezusätze sind nicht erforderlich und können sogar kontraproduktiv sein, wenn Substanzen enthalten sind, die Dein Körper nicht verträgt. Darüber hinaus sollten Diabetiker Fußbäder meiden, da die Füße temperaturunempfindlich sind und somit die Gefahr von Verbrühungen besteht. Hast Du an einem bestimmten Punkt an den Füßen Schmerzen, ist das der Hinweis, dass sich im Körper eine dem Punkt entsprechende Krankheit verbirgt. In der TCM gilt der Leitspruch: Massiere diesen Punkt jeden Tag, bis die Krankheit verschwunden ist.

Akupressur nicht ausüben, wenn..

Akupressur kann normalerweise vollkommen unbedenklich in einer bequemen Haltung praktiziert werden, aber Achtung: sie sollte nicht bei leerem Magen, und auch nicht bei Frakturen, Hautschäden, Osteoporose und für Frauen während der Menstruation und in der Schwangerschaft (Stellen, die bei Schwangeren nicht massiert werden dürfen: Kopf, Bauch, Schultern, Nacken, Hegu-Punkt, Sanyin-Punkt, Quepen-Punkt, Kunlun-Punkt) ausgeübt werden! Außerdem sollte sie nicht von Personen mit Gelenktuberkulose, Knochentumoren und schweren chronischen Krankheiten genutzt werden. Au-ßerdem gilt, dass auf beiden Seiten des Halses – dort, wo das Pulsieren der Arterien zu fühlen ist – immer nur leicht geklopft, niemals aber stark massiert werden darf.

Einleitung - Bevor es losgeht...

Akupressur hat keine nachgewiesenen Nebenwirkungen

Die Akupressur ist eine rein physikalische und völlig natürliche Therapie. Die Werkzeuge, die dafür in diesem Buch verwendet werden sind: Finger, Fingergelenke, Handflächen, leere Fäuste, Ellbogengelenke, Fersen und kleine Gebrauchsgegenstände aus dem Alltag, wie zum Beispiel Zahnstocherbündel, Haarfön, Kompressenbeutel, Zahnbürste, Walnuss, Holzkamm, Haarbürste, Kugelschreiber, Golfball, Tennisball und Faszienrolle.

Die Massage sollte ohne Salbe, Öl oder chemische Zusätze durchgeführt werden. Wir stellen in diesem Buch auch häufig verwendete Lebensmittel oder Pflanzen für diätetische Behandlungen vor, die entweder leicht selbst zu finden sind, oder alternativ im Internet gekauft werden können, und frei von Nebenwirkungen sind.

Bin ich am richtigen Punkt?

Dieses Buch verwendet Fingerbreiten als Maß für die Lokalisierung der richtigen Akupunkturpunkte. Ob vier Fingerbreiten, zwei Fingerbreiten oder drei Daumenbreiten, gemeint sind immer Deine eigenen Finger. Nutze für die Lokalisierung des Punkts die Beschreibung aus dem Buch und taste anschlie-ßend in der beschriebenen Region so lange links und rechts, rauf und runter, bis Du einen Punkt findest, der eindeutige Druckschmerzen auslöst. Den richtigen Punkt zu ertasten, ist das Allerwichtigste für die Therapie, sonst wirkt die Behandlung nicht. Beispiel: Bei Kopfschmerzen muss es an einer bestimmten Stelle des Fengchi-Punktes wehtun. Du drückst so lange in der Nähe des Fengchi-Punktes, bis Du Deinen Schmerzpunkt gefunden hast. Die Behandlung dieses Punktes kann Deine Kopfschmerzen wirkungsvoll lindern. Anfangs kann es etwas schwierig sein, die richtigen Akupunkturpunkte zu finden, aber mit der Zeit lernst Du und beherrschst Du das. Wer schöne Rosen pflücken will, darf keine Angst vor den Dornen haben.

Wie wirkt Akupressur am besten?

In diesem Buch findest Du 31 "Rezepte" für die Behandlung unterschiedlicher Erkrankungen, die aus einfachsten, jederzeit und überall anwendbaren Methoden bestehen. Wenn Du sie ernst nimmst und dauerhaft übst, wirst Du sie schnell beherrschen. Als wichtige Grundlage gilt zu beachten, die Kraft anhaltend und gleichmäßig anzuwenden und so zu dosieren, dass eindeutige Druckschmerzen spürbar sind. Das Massagetempo sollte bei 60-80 Mal pro Minute liegen, und jede Übung sollte, falls nicht anders beschrieben, möglichst täglich zwei Mal (morgens und abends) wiederholt werden.

Einleitung - Bevor es losgeht...

Grundvoraussetzung für eine gute Akupressur-Wirkung

Die Wirkung der Akupunktur setzt einen gesunden Lebensstil voraus. Rauchen, Alkoholkonsum, schlechte Ernährung, langes Aufbleiben und schlechte psychische Verfassung beeinträchtigen die Behandlungswirkung.
Außerdem hilft der Glaube, dass Akupressur positive Energie erzeugen und Krankheiten heilen kann, ganz wesentlich bei der Behandlung.

Warum kann ein Akupunkturpunkt mehrere Krankheiten vorbeugen/heilen?

Erinnern wir uns an den Vergleich der Meridianbahnen mit einem öffentlichen Verkehrsnetz. Meistens gibt es verschiedene Wege von A nach B. Beispiel: Der Magenmeridian beginnt im Gesicht, führt durch Brust und Bauch, Oberschenkel, Waden und Füße, bis zur Endstation im Magen. Es gibt 45 Akupunkturpunkt-Paare auf dem Magenmeridian. Sie sind links und rechts im Körper symmetrisch angeordnet. Jeder dieser Akupunkturpunkte erreicht den Magen und kann Magenkrankheiten heilen. Wir suchen uns für die Behandlung die bequemsten und wirksamsten aus. Die Akupunkturpunkte auf dem Magenmeridian sind aber nicht nur mit dem Magen (als Endstation) verbunden, son-dern auch hilfreich für alle anderen Organe, durch die der Magenmeridian führt. Beispiel: der Akupunkturpunkt des Magenmeridians Zusanli befindet sich am Unterschenkel, ist leicht zu finden und bequem zu

Einleitung - Bevor es losgeht...

behandeln. Ihn können wir nutzen, um sowohl Magenkrankheiten zu behandeln, als auch Probleme im Bereich der Nase, des Knies und des Unterschenkels zu beseitigen, da der Magenmeridian durch die Nase, das Knie und den Unterschenkel führt. In unserem Bild des Verkehrsnetzes: viele Wege führen zum Hauptbahnhof. Vom Hauptbahnhof aus, kann man wiederum weitere Orte erreichen. Daher sind die Punkte auf dem Magenmeridian auch für weitere Organe nützlich. Das macht den Zusanli zu einem der wichtigsten Akupunkturpunkte.

Warum gibt es viele Akupunkturpunkte für eine Krankheit?

Die Akupunkturpunkte auf dem Magenmeridian können Magenkrankheiten heilen. Allerdings gibt es auch andere Meridiane, die durch den Magen führen. Die Akupunkturpunkte auf diesen Meridianen können somit ebenfalls Magenkrankheiten heilen. Es mag vielleicht nur eine Direktverbindung zum Hauptbahnhof geben, was aber nicht heißt, dass nicht noch weitere Verbindungen mit einem Umstieg der Linie zum Hauptbahnhof führen. Deshalb haben wir in der TCM oft mehr als eine Option.

Muss ich alle Methoden durchführen, um eine Krankheit zu heilen?

Die zwei Bücher stellen zu jeder der genannten Krankheiten im Menüstil eine Reihe an Lösungsvorschlägen zur Auswahl. Probiere sie einfach alle aus und finde heraus, was am besten zu Dir passt und was am einfachsten für Dich umzusetzen ist. Du kannst eine, mehrere oder alle Übungen machen. Hier gibt es keine eindeutigen Regeln, sondern Dein Gefühl sollte Dir den Weg zeigen.

Zusammenfassung

Wir bestaunen das Wunder des Schöpfers und die Selbstlosigkeit der Natur, die es uns ermöglicht, ganz ohne Medikamente und Ausrüstungen Krankheiten vorzu-beugen und zu heilen. In der modernen Welt, bei unserem immer schneller werdenden Lebensrhytmus, sind unser Körper und Geist permanenter Anspannung und Dauerstress ausgesetzt. Deshalb sehnen sich so viele Menschen danach, sich mit möglichst einfachen Methoden gesund und fit zu halten. Dieses Buchist frei von den obskuren und mysteriösen Theorien der chinesischen Medizin und bietet Gesundheitsmethoden, die zugänglich sind, ohne dabei Nebenwirkungen befürchten zu müssen.

Unsere Autorin, Oma Ling, kommt aus China. Aufgewachsen in einer durch westliche Medizin geprägten Familie, hat sie sich nach ihrem Studium jahrzehntelang mit TCM befasst und durch eigene Forschung und Praxis Erfahrungen gesammelt. Neben ihrer eignen TCM-Praxis hat Oma Ling auch zahlreiche Heilungsmethoden und Kräuterrezepturen aus dem Volk gesammelt. Als TCM-Meisterin konnte Oma Ling viele Patienten von ihren hartnäckigen Beschwerden befreien. In diesen beiden Büchern

Einleitung - Bevor es losgeht...

teilt Oma Ling ihr Wissen und ihre Erfahrung mit uns. Ein ideales Nachschlagewerk, das in einfacher Sprache ein reiches Wissen über die TCM vermittelt.

Es soll auch darauf hingewiesen werden, dass Inhalt und Methoden dieser beiden Bücher hauptsäch-lich eine Rolle bei der Prävention von Krankheiten und der Rehabilitation nach Krank-heiten spielen, und somit eine Bahandlungshilfe darstellen und nicht allein zur Heilung aller Krankheiten heran-gezogen werden können. Bei komplexen, akuten und schwierigen Erkrankungen sollte man zur weiteren Diagnose und Behandlung möglichst zeitnah ins Kranken-haus gehen, oder einen Facharzt aufsuchen, um frühzeitig auch eine Therapie nach den Lehren der westlichen Medizin zu beginnen...

Viel Spaß beim Lesen, und: bleib gesund!

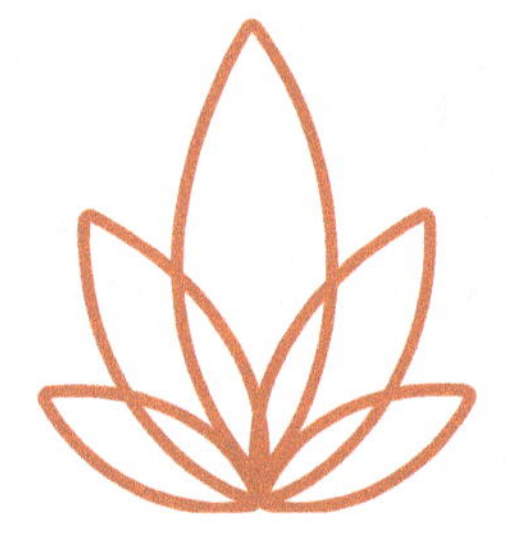

Universalpunkt 1: Zusanli – Der Schlüssel zur Gesundheit

Der Zusanli liegt auf dem Magenmeridian.

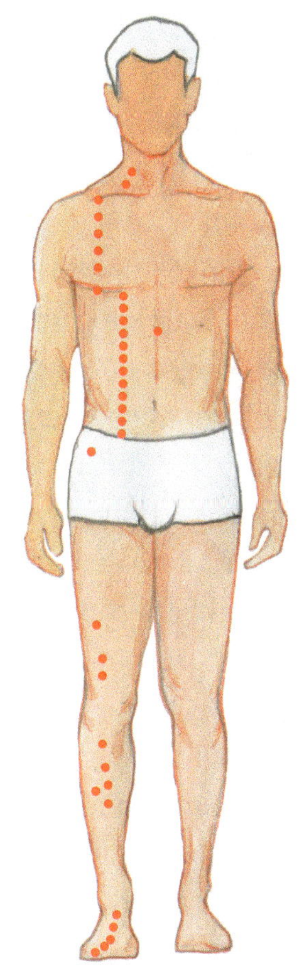

Der Magenmeridian verläuft an der Vorderseite des Körpers, von der Unterkante der Augen bis zu den Zehen, durch den ganzen Körper. Der Magenmeridian hat insgesamt 90 Punkte (je 45 auf der linken und rechten Seite). Mit zwei Hauptlinien und vier Sublinien ist er der meistverzweigte Meridian im menschlichen Körper, und hat somit einen extrem breiten Behandlungsbereich, wie Erkrankungen des Verdauungssystems, des Nervensystems, der Atemwege, des Kreislaufsystems, Erkrankungen im Bereich Hals, Kopf, Mund, Zähne, Nase sowie Erkrankungen aller Bereiche, durch die der Meridian verläuft.

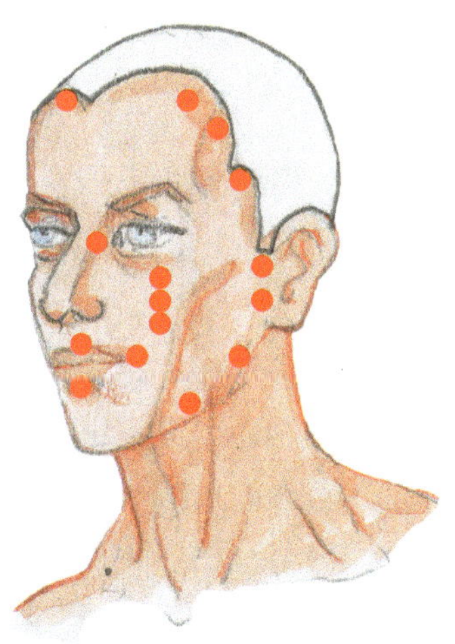

Der Zusanli-Punkt ist einer der wichtigsten Akupunkturpunkte des Magenmeridians. Er ist stark fühlbar und leicht zu finden. Als Magenmeridianpunkt hat er auf natürliche Weise die Wirkung, Milz und Magen zu regulieren, Immunität zu verbessern, Blut und Qi aufzufüllen und Meridiane zu beleben. Das Stimulieren des Zusanli kann Magenkrankheiten, Bauchschmerzen, Durchfall und alle chronischen Krankheiten behandeln, allergische Erkrankungen lindern und auch die Alterung des menschlichen Körpers verzögern. Häufiges Stimulieren bekämpft Beschwerden und beugt Krankheiten vor.

Der Punkt befindet sich vier Querfinger unterhalb der Kniescheibe, außen, in der Vertiefung zwischen dem Schienbein und dem Wadenbein. Drücke diesen Punkt an jedem Bein für 1-3 Minuten und wiederhole diese Übung mehrmals pro Tag. Zur Verstärkung kann auch statt des Fingers ein Massagestab benutzt werden.

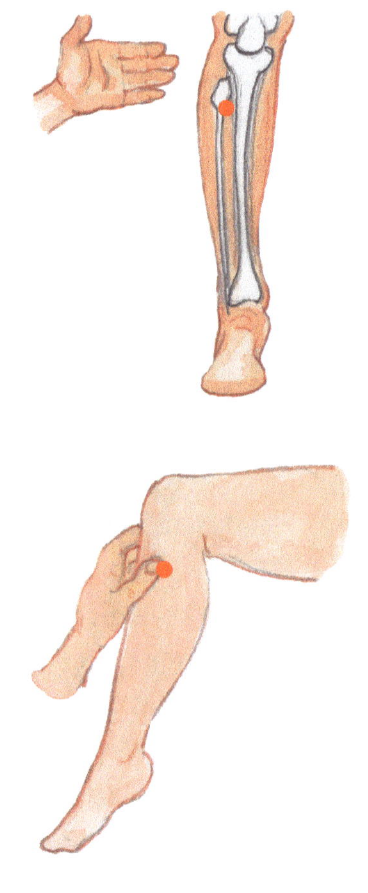

Universalpunkt 2: Hegu – Der Schmerzlinderer

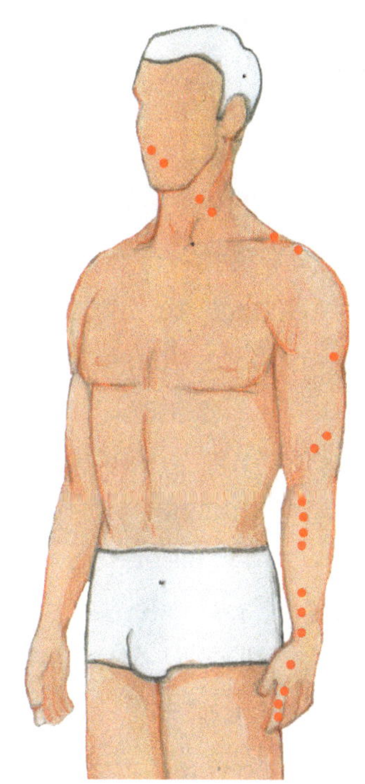

Der Hegu befindet sich auf dem Dickdarmmeridian.

Der Dickdarmmeridian beginnt am Zeigefinger, verläuft durch die oberen Gliedmaßen, die Vorderseite der Schultern, den Hals, die unteren Zähne bis zur Seite der Nase und steigt zum Dickdarm ab. Der Dickdarmmeridian beeinflusst hauptsächlich Infektionen in den oberen Atemwegen (wie Erkältung, Fieber, Husten, Kopfschmerzen), Kopf- und Gesichtserkrankungen (wie Gesichtslähmung, Schilddrüsenvergrößerung, Tinnitus, Sinusitis), Dickdarmerkrankungen (wie Verstopfung). Der Dickdarmmeridian ist auch wichtig für die Ausscheidung von Körpergiften, die Förderung des Stoffwechsels, die Verbesserung der Haut usw.

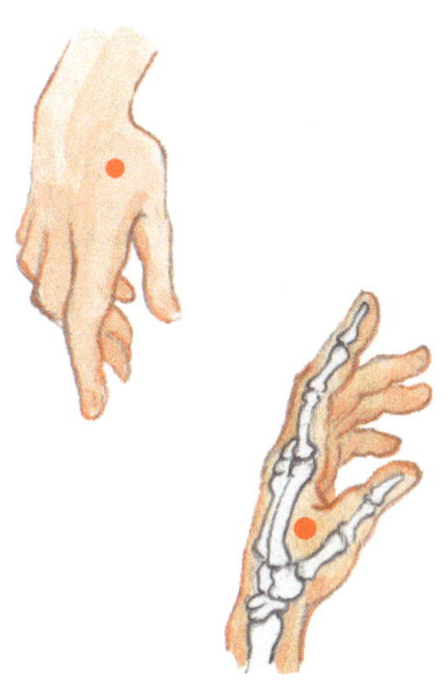

Der Hegu ist einer der wichtigsten Akupunkturpunkte entlang des Dickdarmmeridians, der die Funktion hat, Schmerzen zu lindern, Fieber zu senken, Stoffwechsel zu fördern und Körpergifte zu beseitigen. Der Punkt ist stark fühlbar, einfach zu finden, wirkt schmerzlindernd und ist daher das körpereigene "Schmerzmittel". Fast alle Schmerzen können durch das Drücken des Hegu rasch gelindert werden. 70% der Immunzellen des Körpers werden im Darm produziert. Das Stimulieren des Punktes kann somit die körpereigenen Immunzellen aktivieren und uns vor Krankheiten zu schützen, aber auch für Erste Hilfe nützlich sein: Wenn jemand aufgrund eines Hitzschlags, Schlaganfalls, Kollapses oder aus anderen Gründen ohnmächtig geworden ist, kommt die Person durch das feste Drücken des Hegu gewöhnlich wieder zu Bewusstsein.

Gedrückt werden sollte für 2-3 Minuten, am besten mit einem Fingernagel. Aber auch Menschen ohne Beschwerden können den Hegu täglich behandeln, um gesund zu bleiben.

Der Hegu befindet sich zwischen dem 1. und 2. Mittelhandknochen. Drücke den Muskel unter dem 2. Mittelhandknochen gegen den Mittelhandknochen. Behandle den Punkt an jeder Hand 1-3 Minuten lang und wiederhole dies mehrmals pro Tag.

Achtung: Diese Methode bei Schwangerschaft nicht anwenden!

Universalpunkt 3: Guanyuan – Der Lebensverlängerer

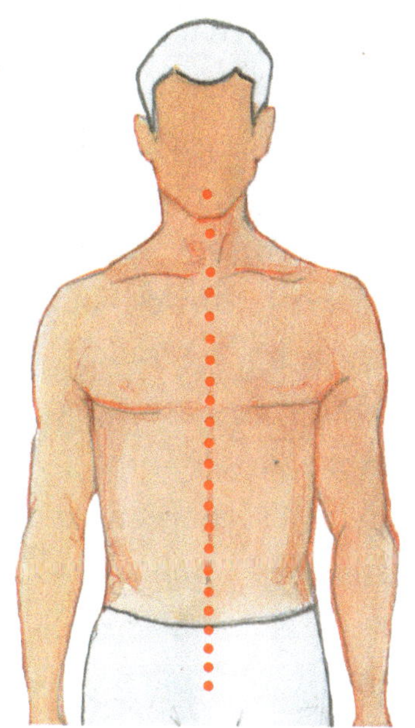

Der Guanyuan befindet sich auf dem Renmai-Meridian.

Der Renmai-Meridian entspringt im Perineum des Unterbauchs, verläuft nach oben durch Bauch, Brust, Gesicht und Kopf, erreicht den Hals, wickelt sich um die Lippen und tritt in die Augenhöhle ein. Auf dem Renmai befinden sich insgesamt 24 Akupunkturpunkte, die hauptsächlich für lokale Erkrankungen der Brust, des Bauches und der Kopfoberfläche verantwortlich sind. Typische Behandlungsmöglichkeiten über den Renmai sind Leistenbruch, Ausfluss oder Lipome im Bauchbereich.

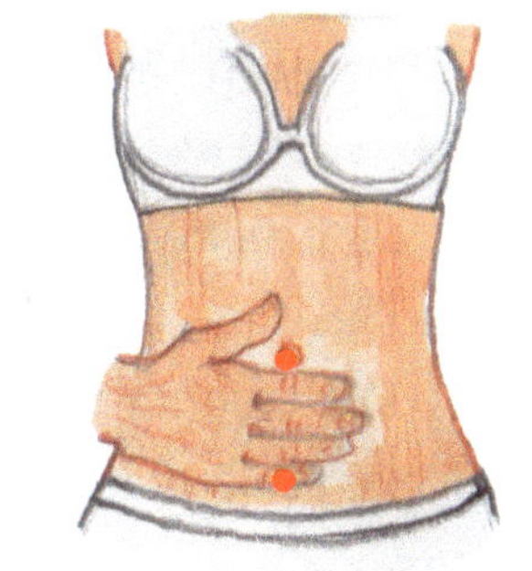

Der Guanyuan ist ein wichtiger Akupunkturpunkt, der auch als Lebensverlängerer bekannt ist. TCM ist der Ansicht, dass ein schwacher Körper auf den Mangel an Vitalität zurückzuführen ist und die Vitalität des Körpers im Guanyuan verborgen ist. Eine langfristige Stimulation des Guanyuans kann folglich das Leben verlängern. Mit zunehmendem Alter nimmt die Vitalität des Körpers ab, und es können Symptome wie Rückenschmerzen, Müdigkeit, Kälteunverträglichkeit und häufiges nächtliches Wasserlassen auftreten. Die Stimulation des Guanyuan kann die Energie auffüllen, Kälte vertreiben, oben genannte Symptome lindern und auch Nierenfunktionsstörungen, Verstopfung, Schwellungen, Anämie und verschiedene chronische Krankheiten behandeln.

Der Guanyuan liegt vier Querfinger unterhalb des Bauchnabels. Reibe die Hände warm, lege sie übereinander auf den Punkt, und massiere sanft mindestens 120 Mal, bis der Körper warm geworden ist. Auch Moxibustion kann am Guanyuan durchgeführt werden. Beim Massieren des Guanyuan muss der Bauch mit bewegt werden, denn unter der Bauchdecke befindet sich der Darm, das größte Immunorgan des menschlichen Körpers.

Universalpunkt 4: Quchi – Der Blutdrucksenker

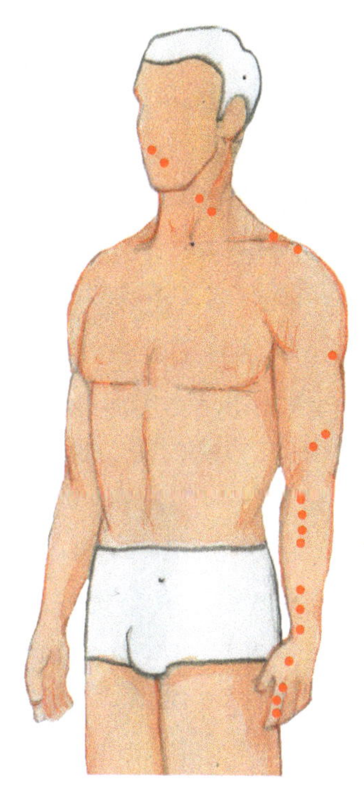

Der Quchi befindet sich auf dem Dickdarmmeridian.

Der Dickdarmmeridian beginnt am Zeigefinger, verläuft durch die oberen Gliedmaßen, die Vorderseite der Schultern, den Hals, die unteren Zähne bis zur Seite der Nase und steigt zum Dickdarm ab. Der Dickdarmmeridian beeinflusst hauptsächlich Infektionen in den oberen Atemwegen (wie Erkältung, Fieber, Husten, Kopfschmerzen), Kopf- und Gesichtserkrankungen (wie Gesichtslähmung, Schilddrüsenvergrößerung, Tinnitus, Sinusitis), sowie Dickdarmerkrankungen (wie Verstopfung). Der Dickdarmmeridian ist auch für die Ausscheidung von Körpergiften, die Förderung des Stoffwechsels und die Verbesserung der Haut wichtig.

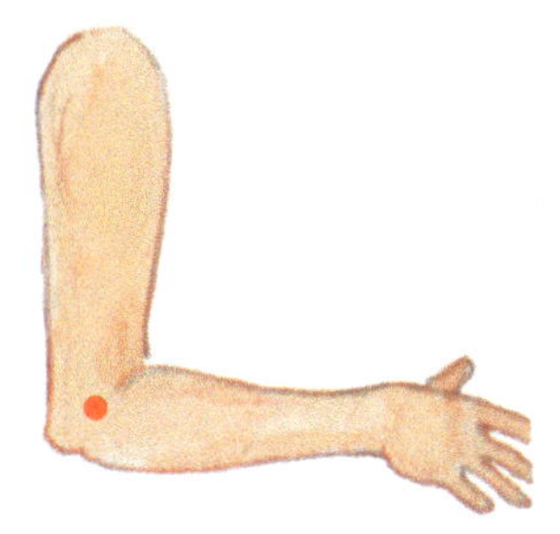

Der Quchi ist ein guter Behandlungspunkt für Magen-Darm-Erkrankungen. Alle Krankheiten entlang des Dickdarmverlaufs können mit Hilfe des Quchi-Punktes behandelt werden. Er kann ebenfalls zur Behandlung von Schlaganfall, Bluthochdruck, hohem Fieber, Erkältung, Grippe und Hautkrankheiten herangezogen werden. Quchi befindet sich im Ellbogen und eignet sich auch gut zur Behandlung beim Versagen der oberen Gliedmaßen, Armschwellungen und -schmerzen. Der Quchi ist ein magischer Akupunkturpunkt mit einer breiten Palette an Wirkungen. Insbesondere bei älteren Menschen hat die Quchi-Stimulation eine signifikante blutdrucksenkende Wirkung (dies soll aber blutdrucksenkende Medikamente nicht ersetzen!). Darüber hinaus wirkt ein starkes Drücken des Quchi fiebersenkend. Anhaltendes unerklärlich hohes Fieber kann Lungenentzündung, Hirnhautentzündung, Herzmuskelentzündung und andere Krankheiten verursachen. Den Quchi zu stimulieren, senkt Fieber ohne Nebenwirkungen.

Aufrecht sitzend, den Ellbogen um 90 Grad gebeugt, findest Du den Quchi in der Vertiefung zwischen Ober- und Unterarm. Drücke mit Zeige- und Mittelfinger kreisend, oder mit dem Daumen punktuell, auf den Punkt, so, dass Du Schmerzen fühlst (ca. 1 cm tief), jedes Mal 1-3 Minuten und 1-3 Mal täglich.

Universalpunkt 5: Neiguan – Der Herzretter

Der Neiguan befindet sich auf dem Perikardmeridian.

Das Herz ist das wichtigste Organ des Körpers. Es ist das Kraftorgan, das Blut transportiert und die Lebensaktivitäten aufrechterhält. Das Herz koordiniert sämtliche physiologische Aktivitäten der inneren Organe, aller Meridiane, der Körpergestalt und der fünf Sinne, und kontrolliert die Aktivitäten des Geistes, des Bewusstseins, des Denkens und der Emotionen. TCM glaubt, dass das Herz die primäre Funktion innerhalb der inneren Organen einnimmt. Wenn das Herz Läsionen aufweist, werden auch die physiologischen Funktionen anderer Organe negativ beeinträchtigt. Der Perikardmeridian entspringt im oberen Teil des vorderen Brustkorbs, verteilt sich dann auf die Arme und Hände, und endet im Mittelfinger. Der Perikardmeridian hat 18 Akupunkturpunkte (9 auf jeder Seite), von denen jeder einen Schatz von unermesslichem Wert darstellt und ein körpereigenes Allheilmittel ist. Die wichtigsten Krankheiten, die durch Perikardmeridiane vorgebeugt oder behandelt werden können, sind: Herzkrankheiten, Engegefühl in der Brust, Übelkeit, Erbrechen, Depressionen, Hitzschlag, Schock, Krämpfe bei Kindern, Magenschmerzen, Blähungen, sowie Gelenkmuskelschmerzen entlang des Meridians.

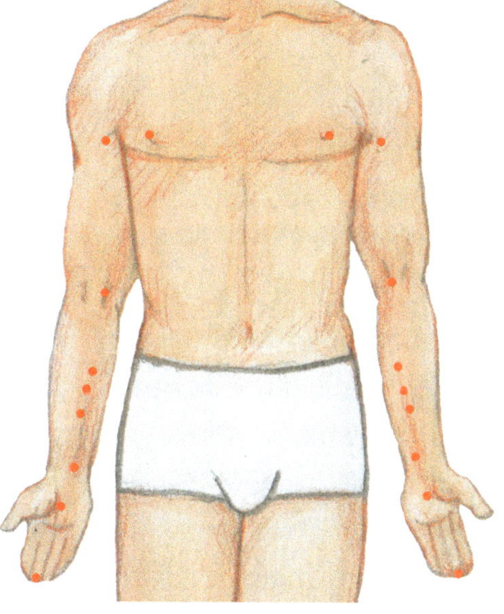

Der Neiguan ist ein wichtiger Akupunkturpunkt des Perikardmeridians, der leicht zu finden und stark fühlbar ist. Das Drücken des Neiguan kann die Durchblutung des Herzens regulieren und bei regelmäßiger Anwendung Angina pectoris, Herzrhythmusstörungen, Bluthochdruck, Asthma, Brustschmerzen, Magenschmerzen und andere Krankheiten verhindern und behandeln, die autonome Nervenfunktion verbessern, sowie Übelkeit und Erbrechen lindern, die durch Magen-Darm-Erkrankungen verursacht werden. Der Neiguan kann Qi und Blut wieder auffüllen. Menschen, die Schönheit lieben, sollten den Neiguan ebenfalls oft stimulieren.

Der Neiguan befindet sich auf der Handinnenseite am Handgelenk, drei Finger unterhalb der Handwurzel, zwischen den beiden Sehnensträngen. Ertaste den Schmerzpunkt, indem Du mit dem Daumen der anderen Hand in der Gegend drückst. Akupressiere den Neiguan an jedem Arm mehrmals pro Tag für jeweils 1-3 Minuten.

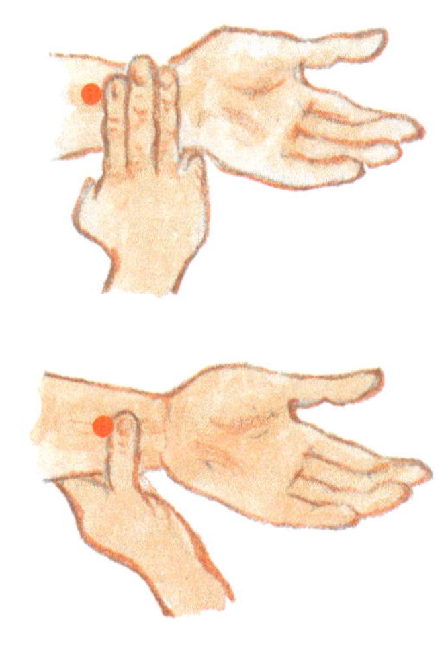

Universalpunkt 6: Dazhui – Der Fiebersenker

Der Dazhui befindet sich auf dem Dumai-Meridian.

Der Dumai entspringt im Unterbauch, verläuft am Rücken entlang der Wirbelsäule, steigt zum Kopf ins Gehirn auf, erreicht den Scheitelpunkt und steigt an der Stirn bis zur Nasensäule ab. Zu den physiologischen Funktionen des Dumai-Meridians gehören: Regulierung des Yang-Qi und des Blutes sowie die Kontrolle der funktionellen Aktivitäten des Gehirns, des Marks und der Nieren. Die Behandlung von Akupunkturpunkten am Dumai kann die Gesundheitsversorgung aufrechterhalten und das Leben verlängern.

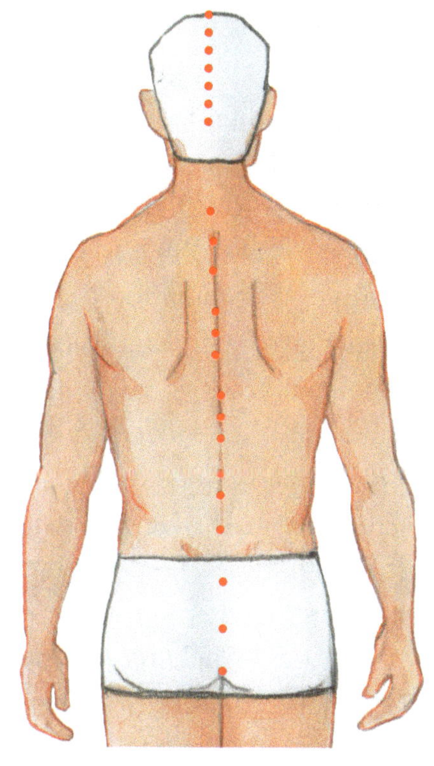

Der Dazhui ist leicht zu finden und gut spürbar. Ihn zu stimulieren, kann Blockaden in den Meridianen lösen und das Yang-Qi im Körper beleben. Gegen hohes Fieber, steifen Nacken, Halsschmerzen, Husten, Abwehrschwäche bei Kleinkindern, Asthma, Hitzschlag, Schulterschmerzen, Armlähmungen usw. kann der Dazhui behandelt werden.

Das Stimulieren des Punktes kann Fieber senken, Entzündungen hemmen und die Abwehrkraft des Körpers stärken. Je höher das Fieber, desto spürbarer die Wirkung. Häufige Stimulation des Dazhui kann auch Erkältungen vorbeugen.

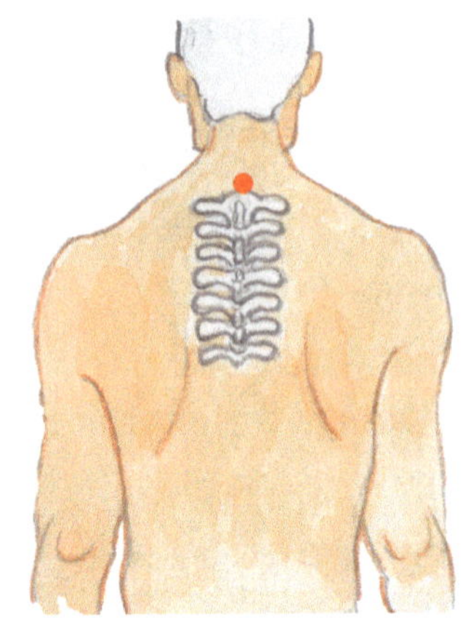

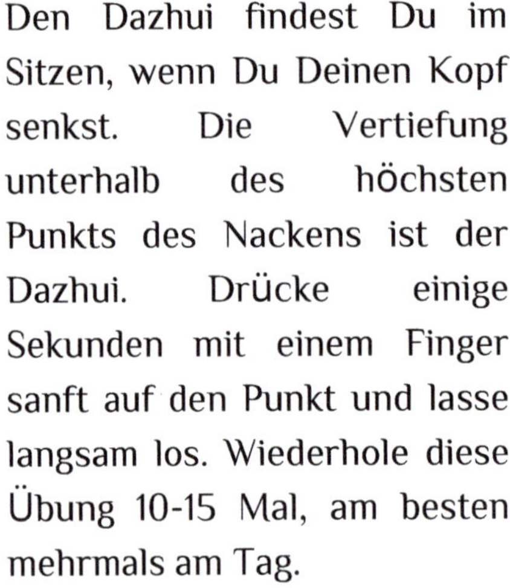

Den Dazhui findest Du im Sitzen, wenn Du Deinen Kopf senkst. Die Vertiefung unterhalb des höchsten Punkts des Nackens ist der Dazhui. Drücke einige Sekunden mit einem Finger sanft auf den Punkt und lasse langsam los. Wiederhole diese Übung 10-15 Mal, am besten mehrmals am Tag.

Bei Kleinkindern, älteren und schwachen Personen sollte die Behandlung am Dazhui möglichst sanft durchgeführt werden, um Verletzungen an der Halswirbelsäule zu vermeiden.

Universalpunkt 7: Weizhong – Der Rückenfreund

Der Weizhong befindet sich auf dem Blasenmeridian.

Der Blasenmeridian umfasst insgesamt 67 Akupunkturpunkte (auf jeder Seite) und ist damit der längste der 14 Meridiane. Er verläuft von Kopf bis Fuß, beginnend im inneren Augenwinkel, nach oben durch die Oberseite des Kopfes, dann hinunter entlang der Wirbelsäule an beiden Seiten, weiter runter an der Rückseite der Beine, hinunter bis zur Ferse und dann bis zur Außenseite des kleinen Zehs. Durch die Behandlung von Akupunkturpunkten auf dem Blasenmeridian können Kopf- und Gesichtskrankheiten, Erkrankungen der inneren Organe sowie Schmerzen und Taubheitsgefühle des unteren Rückens und der Gliedmaßen behandelt werden. Der Blasenmeridian ist der größte Entgiftungskanal des Körpers. Blockaden im Blasenmeridian zu lösen, hilft gegen Krankheiten in inneren Organen und lindert Schmerzen in Kreuz, Rücken und in den Beinen.

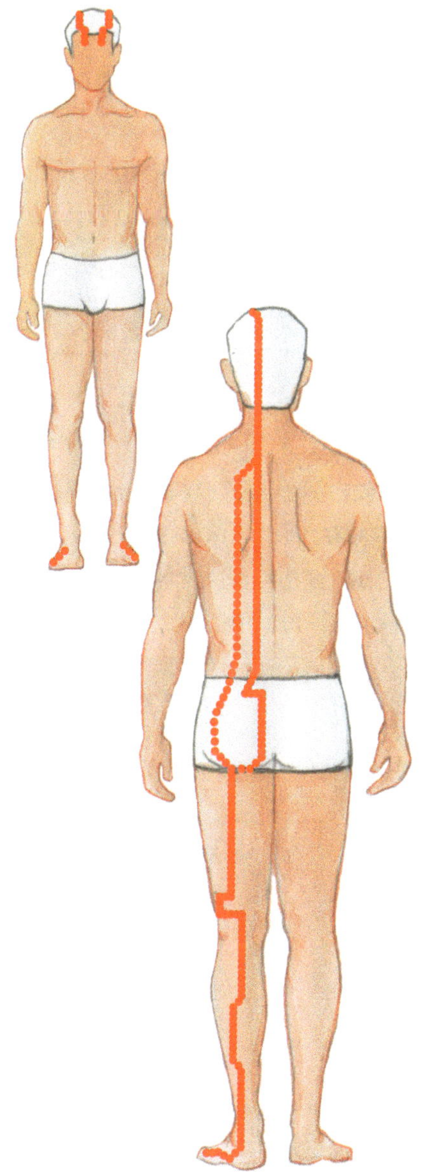

Der bequemste und effektivste Weg, Blockaden im Blasenmeridian zu lösen, ist die Stimulation des Weizhong. Der Weizhong befindet sich in der Mitte der Vertiefung der Kniekehle. Bei Krankheiten oder Schmerzen im Rücken- und Lendenbereich sind meistens harte Knoten an dieser Stelle zu fühlen. Drücke entweder mit dem Zeige- und Mittelfinger oder nur mit dem Daumen mit angemessener Kraft 10-20 Mal auf diesen Punkt, sodass es leicht schmerzt. Alternativ kannst Du mit der Faust 20-40 Mal leicht und rhythmisch auf den Punkt klopfen. Wiederhole diese Übung täglich, bis sich die Knoten lösen und die Schmerzen nachlassen.

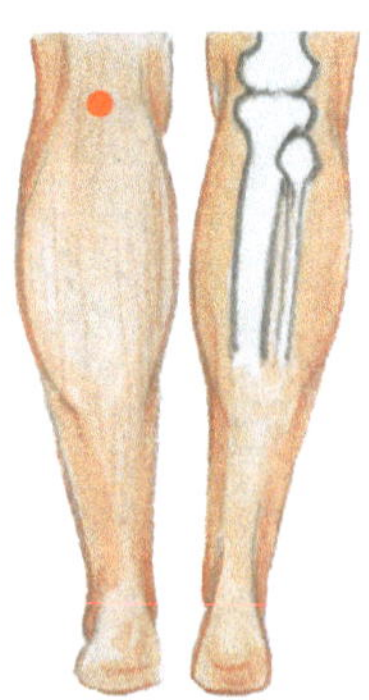

Universalpunkt 8: Sanyinjiao – Der Frauenliebling

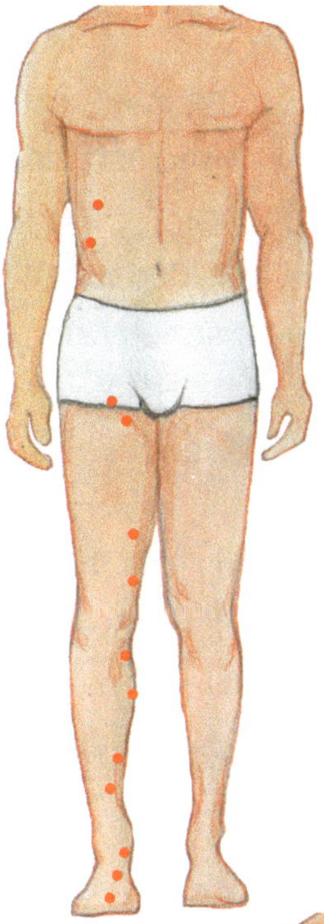

Der Sanyinjiao befindet sich an der Stelle, wo sich die Milz-, Leber- und Nierenmeridiane kreuzen.

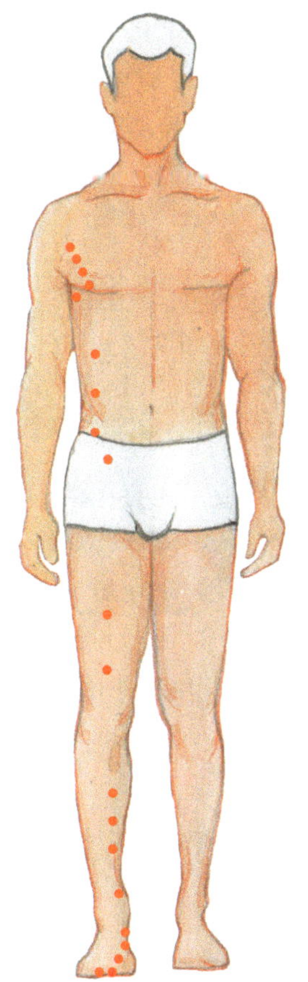

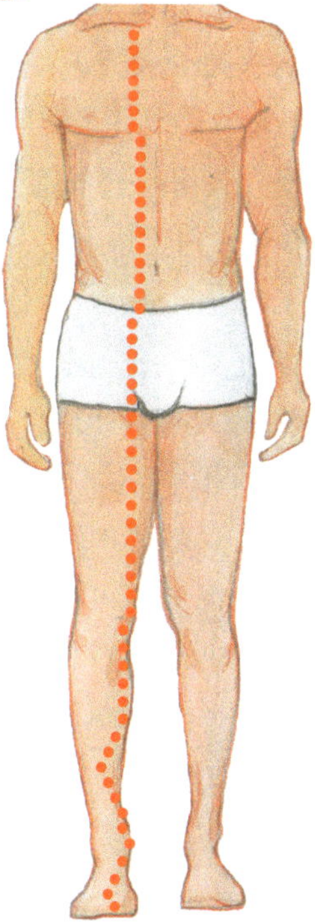

Der Punkt hat eine regulierende Wirkung auf Milz, Leber und Nieren und ist ein häufig verwendeter Akupunkturpunkt in der klinischen Praxis. Magenschmerzen, Baucherkrankungen, gynäkologische Erkrankungen, Hautkrankheiten, Erkrankungen der unteren Gliedmaßen, Ödeme, Harnwegserkrankungen usw. können mit Hilfe des Sanyinjiao-Punktes behandelt werden. Der Sanyinjiao wird dabei sehr oft für die Behandlung von gynäkologischen Erkrankungen wie Menstruationsstörungen, PMS oder dem Menopausalen Syndrom herangezogen. Das Stimulieren des Punktes kann auch die Durchblutung fördern, Muskeln straffen und dadurch den Alterungsprozess des Körpers verlangsamen. Es hilft Frauen, die Menopause zu verzögern und so länger jung zu bleiben.

Der Sanyinjiao ist auch einer der am häufigsten verwendeten Akupunkturpunkte zur Behandlung männlicher sexueller Dysfunktion. Bei Erektionsstörungen, Penisschmerzen, Schwierigkeiten beim Urinieren, Hodendominalkontraktion usw. kann es helfen, den Sanyinjiao zu behandeln.

Auf der Innenseite der Wade, vier Querfinger oberhalb des inneren Knöchels, hinter dem Schienbein, findest Du den Sanyinjiao. Drücke diesen Punkt 1-3 Minuten lang. Wiederhole dies mehrmals täglich. Es ist dabei noch wirkungsvoller, den Sanyinjiao als einen Bereich statt nur punktuell zu massieren.

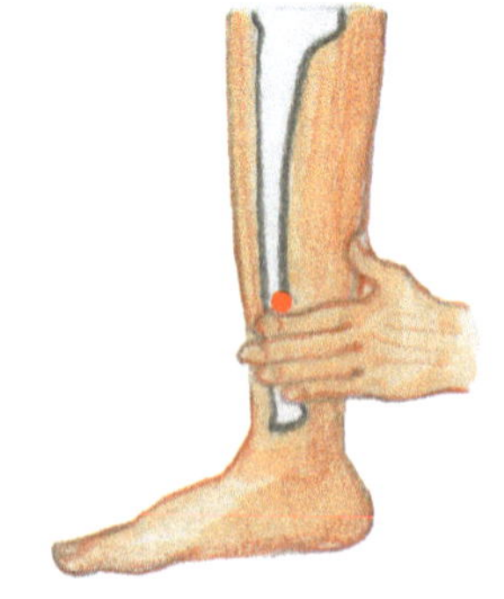

Migräne

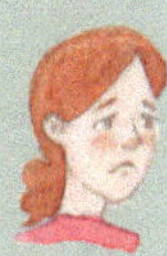

Ich habe oft Migräne. Manchmal dauert sie einige Stunden, manchmal aber auch tagelang. Der heftige Kopfschmerz wird häufig von Übelkeit, Erbrechen, Blähungen und Durchfall begleitet. Außerdem bin ich dann besonders lichtscheu. Meine Mutter hat mit denselben Symptomen zu kämpfen. Ist das genetisch bedingt?

Migräne ist eine Hirnnervendysfunktion, die oft in der Pubertät beginnt und nicht selten genetisch bedingt ist.

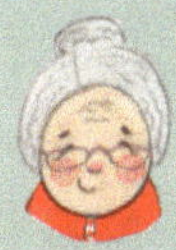

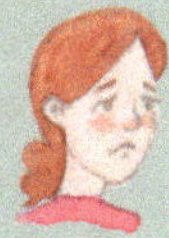

Gibt es gute TCM-Methoden, um Migräne zu behandeln oder zu lindern?

Ja. Du kannst folgende Akupunkturpunkte massieren:

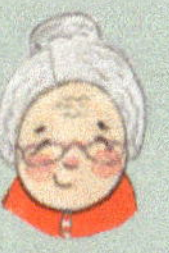

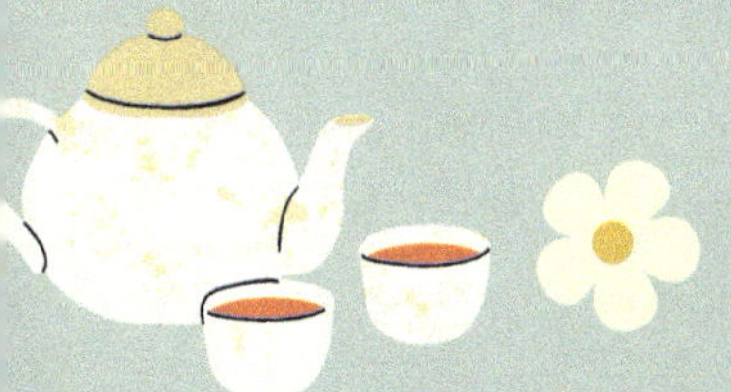

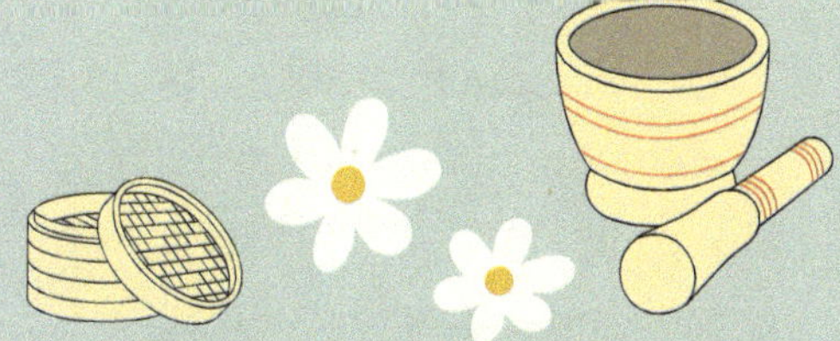

Taiyang-Punkt

Der Taiyang-Punkt befindet sich zwischen dem äußeren Augenwinkel und dem äußeren Beginn der Augenbraue, in der Vertiefung etwa eine Fingerbreite Richtung Hinterkopf. Drücke mit Deinen Zeigefingern oder den Handwurzeln an beiden Seiten sanft auf den Punkt, bis ein Schmerzgefühl entsteht. Behandle jede Seite für ca. 30 Sekunden und wiederhole den Vorgang 10-15 Mal.

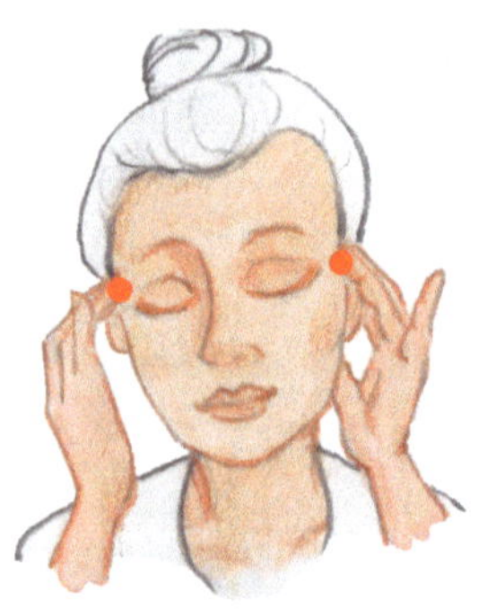

Fengchi-Punkt

Der Fengchi-Punkt befindet sich in den Vertiefungen parallel zu den Ohrläppchen. Sie sind auf beiden äußeren Seiten der großen Sehne am Hinterkopf zu ertasten. Die richtige Stelle löst leichte Druckschmerzen aus. Massiere sie für 1-2 Minuten abwechselnd sanft und kräftig nach innen in Richtung der Nasenspitze. Wiederhole den Vorgang mehrmals täglich.

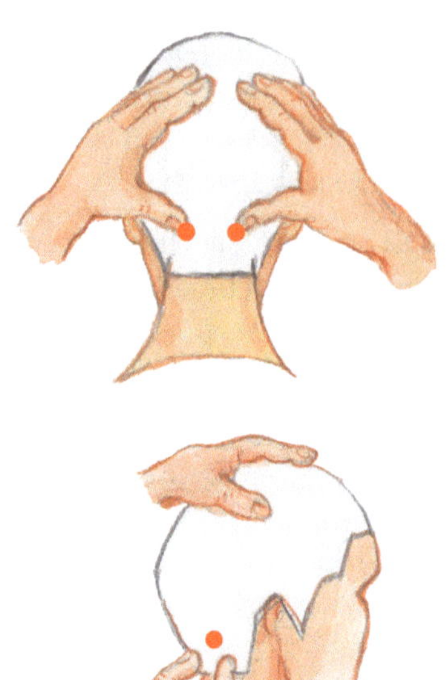

Jianjing-Punkt

Der Jianjing befindet sich etwa in der Mitte der Schulter- und Nackenlinie in einer Vertiefung.

Er löst einen Druckschmerz aus. Massiere den rechten Jianjing mit den Fingern der linken Hand, und den linken Jianjing mit den Fingern der rechten Hand. Das lindert die Migräne. Massiere jede Seite mehrmals täglich für etwa 1-2 Minuten.

Achtung: Diese Methode bei Schwangerschaft nicht anwenden!

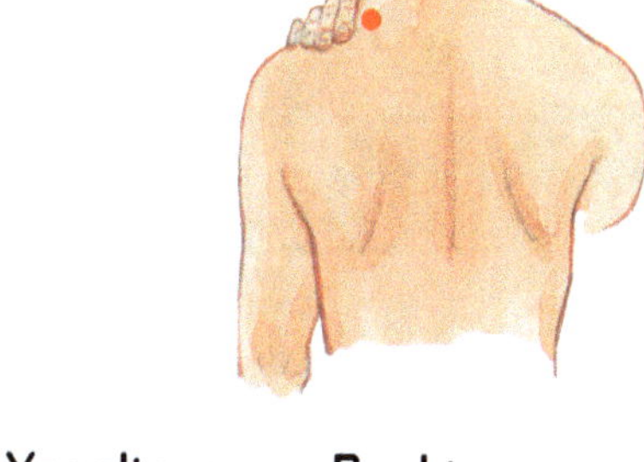

Yanglingquan-Punkt

Der Yanglingquan befindet sich auf der Außenseite der Waden, in einer Vertiefung leicht vorderhalb des Wadenbeinkopfs. Drücke den Yanglingquan auf beiden Seiten für ca. 2 Minuten. wiederhole die Übung mehrmals täglich, bis die Migräne nachlässt.

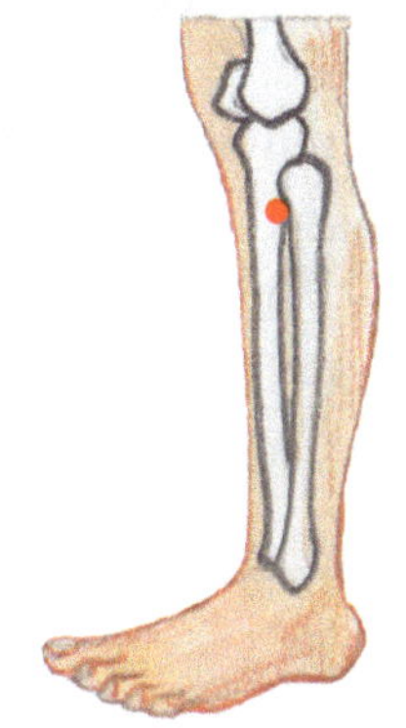

Migränezone am Fuß

Die Migränezone befindet sich auf der Seite des großen Zehs, gleich neben dem zweiten Zeh. Die Seite des linken Fußes korrespondiert mit Migräne auf der rechten Kopfseite, und umgekehrt. Halte den Fuß mit einer Hand und massiere die Zone mit dem Daumen der anderen Hand. Massiere von Zehenspitze nach unten in Richtung Fußsohle für etwa 1 Minute. Mache die Übung mehrmals täglich, bis die Migräne verschwindet.

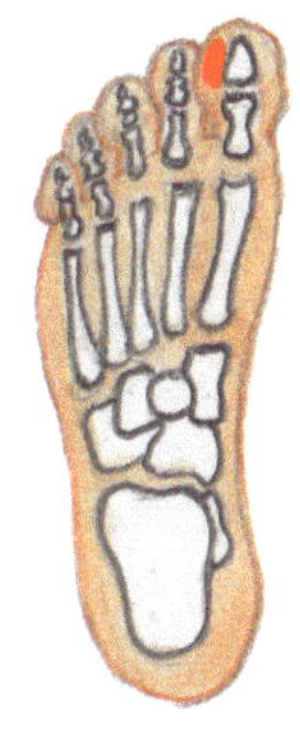

Kämme den Schmerzbereich

Lege alle 10 Finger auf den Schmerzbereich am Kopf. Fahre leicht aber schnell mit den Fingerspitzen über die Kopfhaut, als würdest Du die Haare kämmen. Kämme jeweils 100-mal morgens, mittags und abends, am besten vor den Mahlzeiten. Das lindert die Migräne.

Weitere Tipps von Oma Ling

um die Heilung von Migräne im Alltag zu unterstützen:

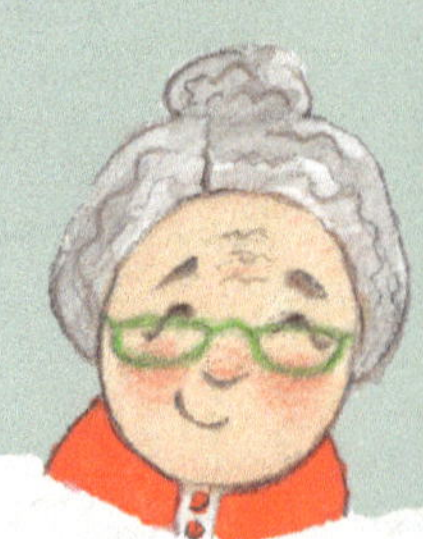

01

Presse ein wenig sauber gewaschenen, ungeschälten weißen Rettich zu einem Saft und fülle ihn in ein Pipetten-Fläschchen. Tropfe mit einer Pipette zwei oder drei Tropfen des Safts in jedes Nasenloch, und wiederhole das 2 mal pro Tag.

02

Der Verzehr von magnesiumhaltigen Lebensmitteln wie Walnüssen, Erdnüssen, Seetang, Orangen, Aprikosen, Getreide und einer Vielzahl unterschiedlichen Blattgemüses kann Migräne lindern.

03

Nach 4-5 Tagen solltest Du eine deutliche Verbesserung verspüren.

04

Grüner Tee enthält spezielle Substanzen, die Migräne lindern können.

05

Achte auf genug Schlaf. Geh nicht zu spät schlafen und vermeide jede Art von Stress. Entspanne so oft es geht Deinen Körper und Geist.

Erschöpfungssyndrom

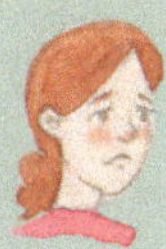

Seit einigen Monaten habe ich oft mit Fieber, Halsschmerzen, geschwollenen Lymphknoten, extremer Müdigkeit, wiederholten Erkältungen, Kopfschmerzen, Muskelschmerzen, Gelenkschmerzen, Unterzuckerung und Schlaflosigkeit zu kämpfen.
Was ist bloß los mit mir?

Das klingt ganz nach einem Erschöpfungssyndrom.

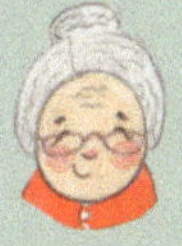

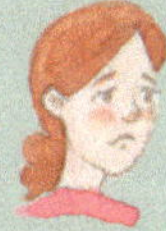

Kennst Du die Ursache und was kann ich nur tun, um wieder fitter zu werden?

Die Ursache ist schwer zu bestimmen, aber Patienten haben oft ein geschwächtes Immunsystem und Nebennierenfunktionsstörungen. Behandlungen an folgenden vier Akupunkturpunkten können helfen:

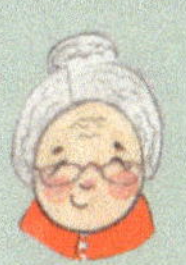

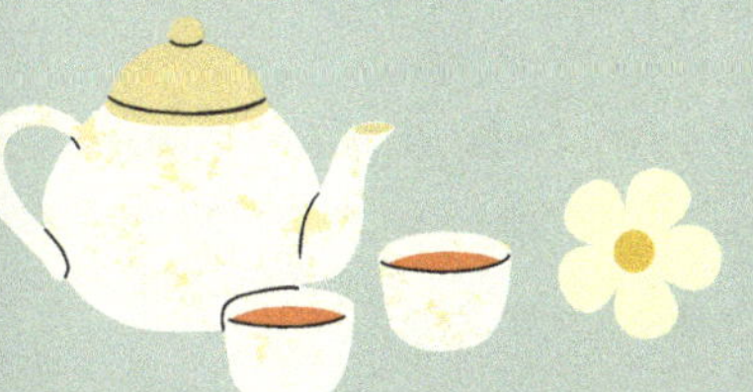

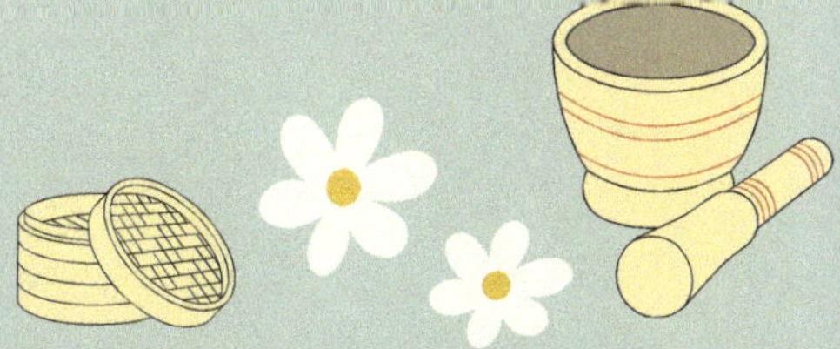

Zusanli-Punkt

Das Drücken des Zusanli-Punktes verbessert die Immunabwehr und Vitalität des Körpers. Der Zusanli befindet sich vier Querfinger unterhalb der Kniescheibe, außen, in der Vertiefung zwischen dem Schienbein und dem Wadenbein. Drücke diesen Punkt an jedem Bein für zwei Minuten und wiederhole diese Übung mehrmals pro Tag.

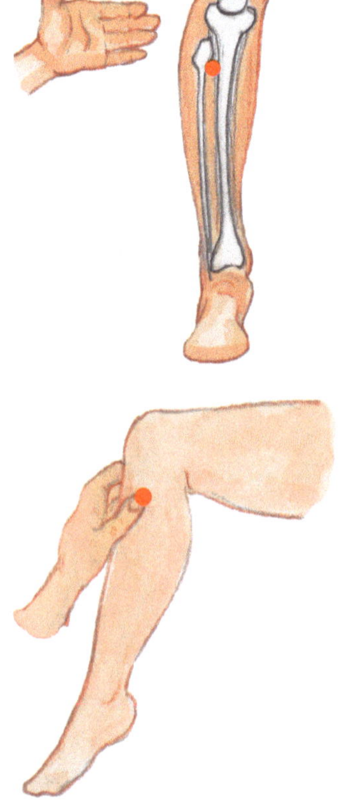

Hegu-Punkt

Der Hegu befindet sich zwischen dem 1. und 2. Mittelhandknochen. Drücke den Muskel unter dem 2. Mittelhandknochen gegen den Mittelhandknochen. Drücke an jeder Hand 1-2 Minuten lang, und wiederhole dies mehrmals pro Tag.

Achtung: Bei Schwangerschaft diese Methode nicht anwenden!

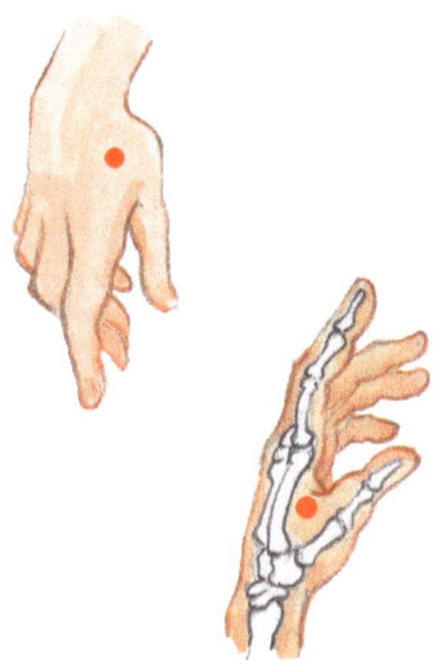

Neiguan-Punkt

Der Neiguan befindet sich auf der Handinnenseite am Handgelenk, drei Finger unterhalb der Handwurzel, zwischen den beiden Sehnensträngen. Drücke diesen Punkt an jeder Hand für 1 Minute, und wiederhole dies mehrmals täglich.

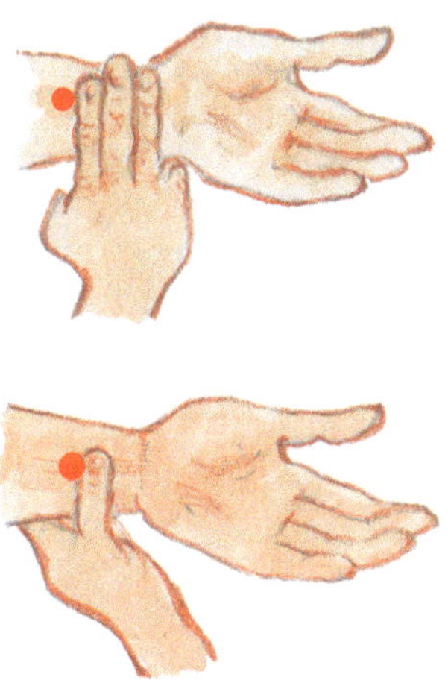

Yongquan-Punkt

Der Yongquan befindet sich im oberen Drittel der Fußsohle. Reibe diesen Punkt täglich mit der Handfläche, von der Ferse Richtung Zehen etwa 100 Mal je Fuß.

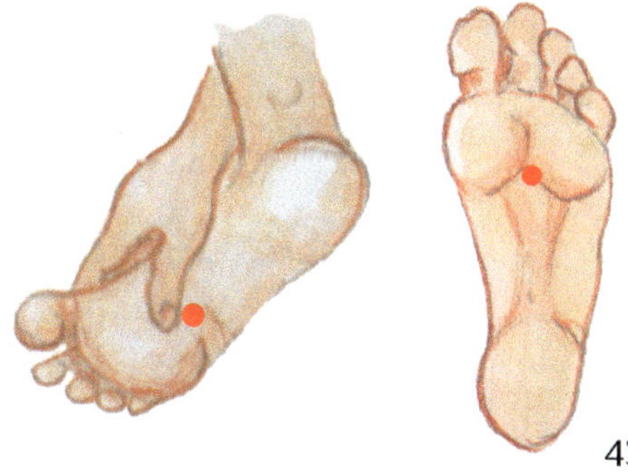

Weitere Tipps von Oma Ling

um die Heilung des Erschöpfungssyndroms im Alltag zu unterstützen:

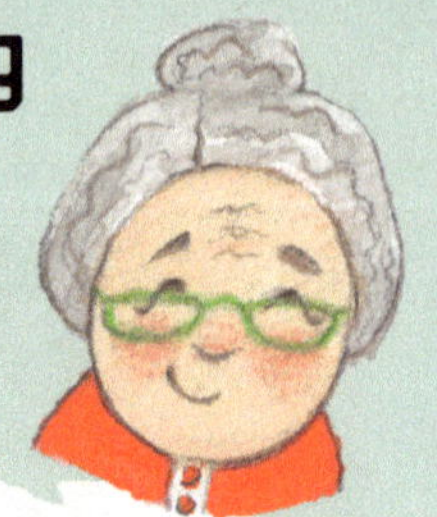

01

Achte auf ausreichende Erholung und vermeide Stress.

02

Achte auf ausgeglichene Ernährung, iss viel Gemüse und Obst (gilt nicht für Diabetiker) und versuche, das Verhältnis von Fleisch zu Gemüse bei 1:3 zu halten.

03

Nahrungsergänzungsmittel wie Ginseng, Vitamin A und E, Kalzium, Magnesium und Essighirseölkapseln können unterstützen.

04

Wärme die Handinnenflächen und Nägel beider Hände vorsichtig und abwechselnd für ein paar Minuten mit einem Fön (Achtung, nicht zu heiß werden lassen!). Das fördert die Ganzkörper-Durchblutung, beseitigt Müdigkeit und erzeugt Glücksgefühle.

05

Klemme einen Tennisball oder eine Walnuss zwischen beide Hände und drehe die Hände langsam, mit kräftigem Druck. Wiederhole dies ein paar Minuten lang. Das beseitigt Ermüdung und erzeugt ein Wohlfühlerlebnis.

Chronische Erschöpfung

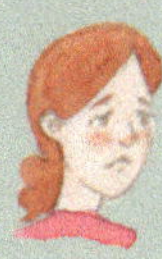

Seitdem ich in der Menopause bin, leide ich oft unter Schwindelgefühlen, Schlaflosigkeit, Gedächtnisschwäche und Müdigkeit. Außerdem bin ich häufig nervös, unruhig, ungeduldig und unaufmerksam. Ist die Menopause daran schuld?

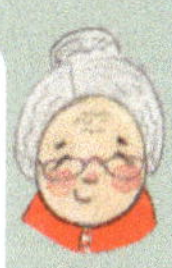

Diese Symptome sind typisch für das Bild der chronischen Erschöpfung. Diese wird meistens durch langfristigen psychischen Druck und mentalen Stress ausgelöst (gerade bei jungen Erwachsenen) und tritt ganz besonders zutage, wenn sie mit Veränderungen des menopausalen Hormonspiegels zusammenfallen.

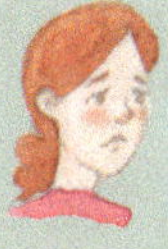

Gibt es TCM-Methoden, die ich dagegen anwenden kann?

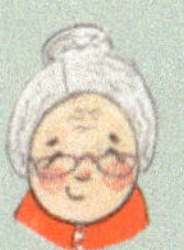

Behandlungen an folgenden Akupunkturpunkten können helfen:

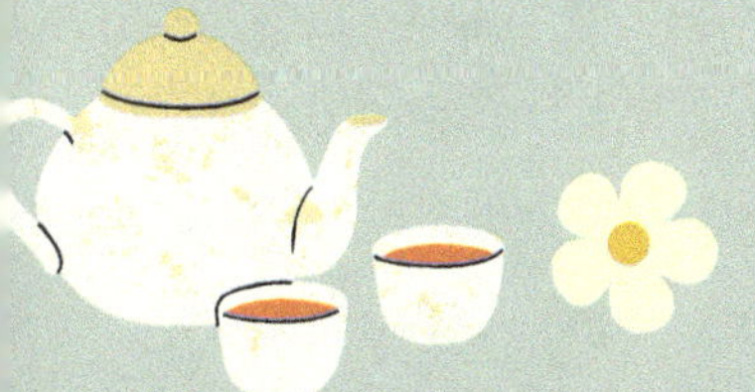

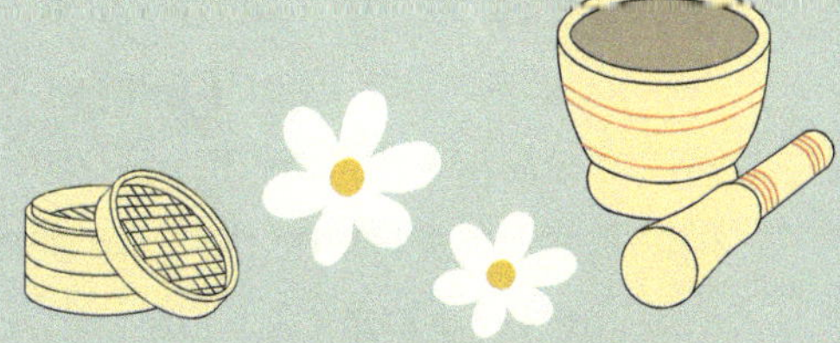

Neiguan-Punkt

Der Neiguan befindet sich auf der Handinnenseite am Handgelenk, drei Finger unterhalb der Handwurzel, zwischen den beiden Sehnensträngen. Drücke diesen Punkt an jeder Hand mit einem Finger für 1 Minute, und wiederhole dies mehrmals täglich.

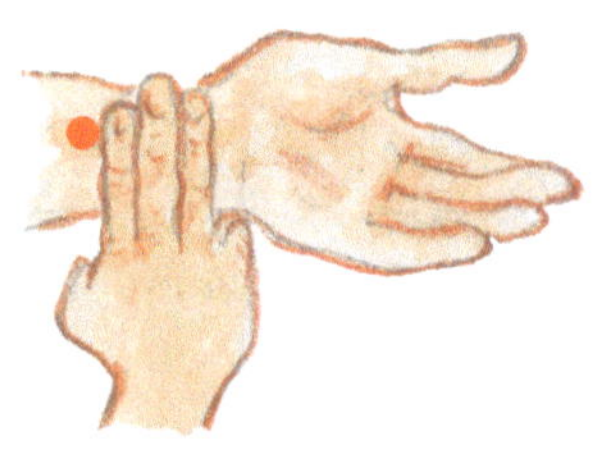

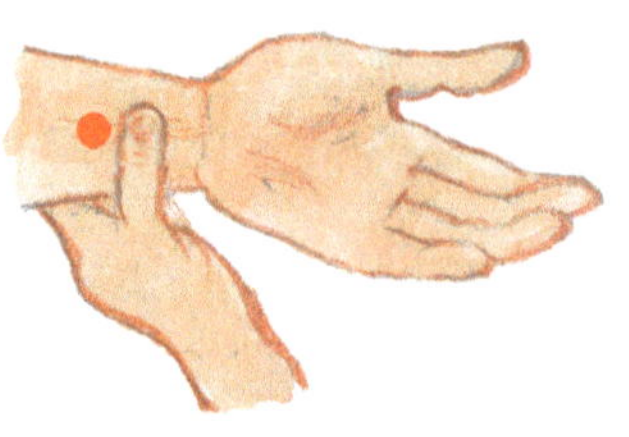

Shenmen-Punkt

Der Shenmen befindet sich auf Höhe der Handwurzel, auf der Handinnenseite des Handgelenks, in der Verlängerung zwischen kleinem und Ringfinger, neben der Sehne des kleinen Fingers. Drücke den Punkt für drei Sekunden und mache dann eine kurze Pause. Wiederhole diese Übung 35-50 Mal.

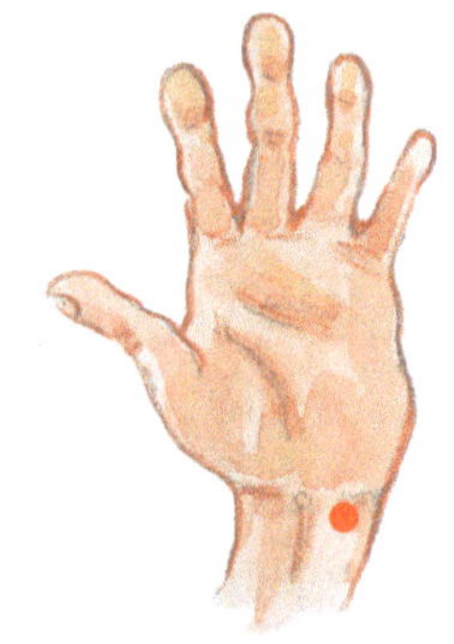

Fengchi-Punkt

Der Fengchi-Punkt befindet sich in den Vertiefungen parallel zu den Ohrläppchen. Sie sind auf beiden äußeren Seiten der großen Sehne am Hinterkopf zu ertasten. Die richtige Stelle löst leichte Druckschmerzen aus. Massiere sie für 1-2 Minuten abwechselnd sanft und kräftig nach innen in Richtung der Nasenspitze. Wiederhole den Vorgang, bis Du eine deutliche Erleichterung verspürst.

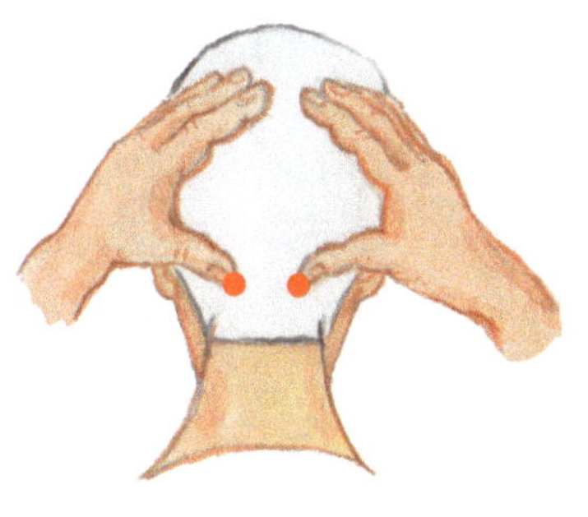

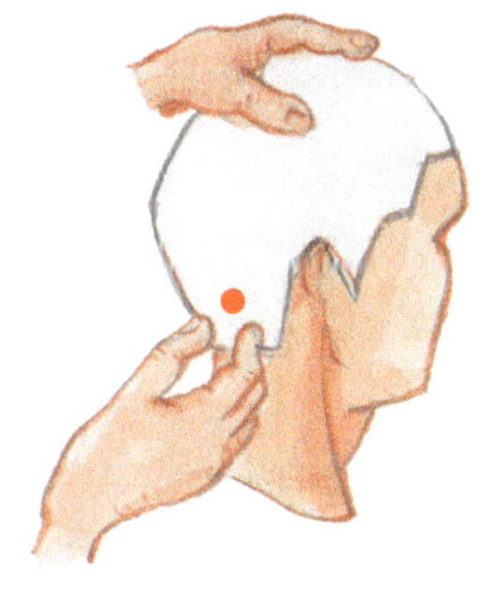

Baihui-Punkt

Der Baihui ist leicht zu finden. Er ist in der Vertiefung am Schnittpunkt der Mittellinie des Kopfes und der Verbindung zwischen den Spitzen der beiden Ohren zu finden. Klopfe 100 Mal sanft mit der Handinnenfläche auf den Punkt (und die Fläche drumherum). Wiederhole das 1-3 Mal am Tag. Übrigens ist das Klopfen des Baihui insgesamt sehr gut für die Gesundheit.

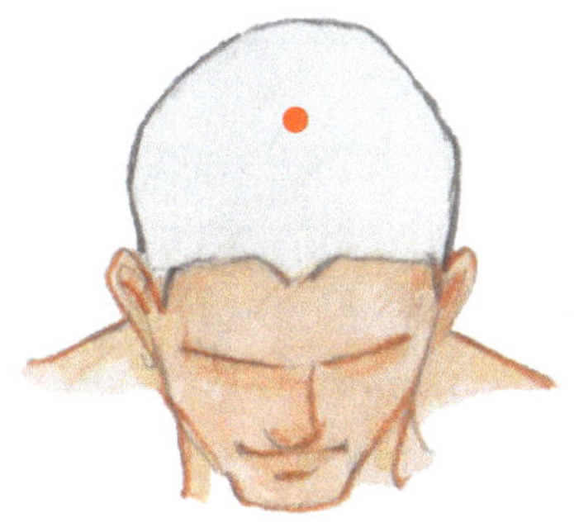

Dazhui-Punkt

Den Dazhui findest Du im Sitzen, wenn Du Deinen Kopf senkst. Die Vertiefung unterhalb des höchsten Punkts des Nackens (siebter Halswirbel) ist der Dazhui. Drücke einige Sekunden mit einem beliebigen Finger sanft auf den Punkt und lasse langsam los. Wiederhole diese Übung 10-15 Mal am Tag.

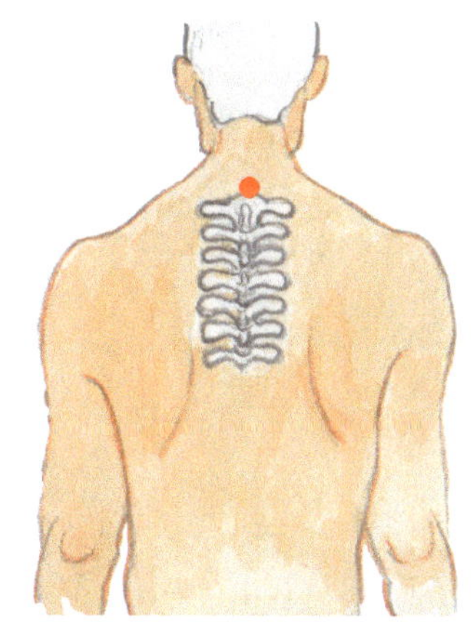

Taiyang-Punkt

Der Taiyang-Punkt befindet sich zwischen dem äußeren Augenwinkel und der Spitze der Augenbraue, in der Vertiefung, etwa eine Fingerbreite Richtung Hinterkopf. Drücke an beiden Seiten jeweils mit dem Zeigefinger oder der Handwurzel sanft auf jden Punkt, bis ein Schmerzgefühl entsteht. Drücke auf jeder Seite für ca. 30 Sekunden und wiederhole den Vorgang 10-15 Mal täglich.

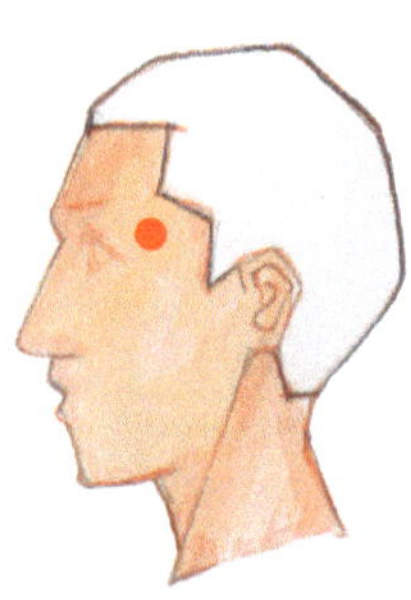

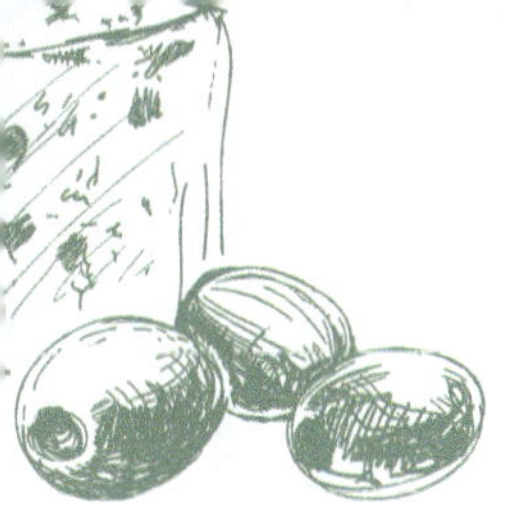

DIÄTETISCHE VORSCHLÄGE:

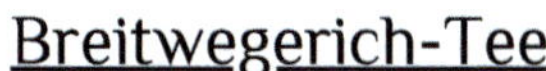

Breitwegerich-Tee

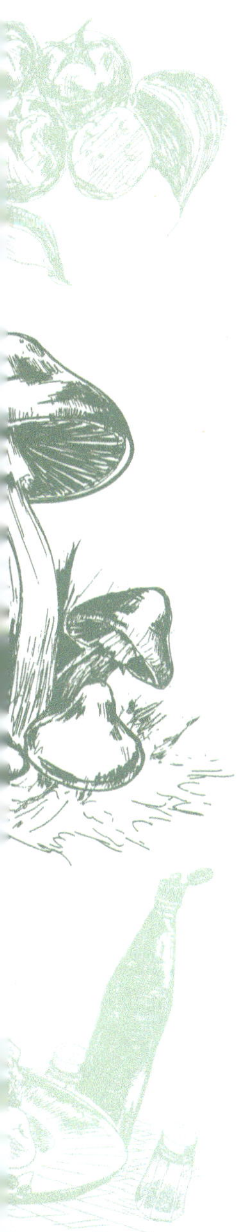

Breitwegerich ist in der TCM ein Heilkraut. Praktischerweise wächst er in unseren heimischen Gärten. Mache Dich also auf und pflücke zwei bis drei Handvoll.

- Wasche und trockne ihn und koche anschließend 20g (das entspricht dem Bedarf für einen Tag) in 600ml Wasser bis zur halben Menge ein.
- Für den Verzehr sollte der Tee auf drei Portionen aufgeteilt und getrunken werden. Trinke den Tee so lange, bis es Dir besser geht.

Weitere Tipps von Oma Ling

um die Heilung von Chronischer Erschöpfung im Alltag zu unterstützen:

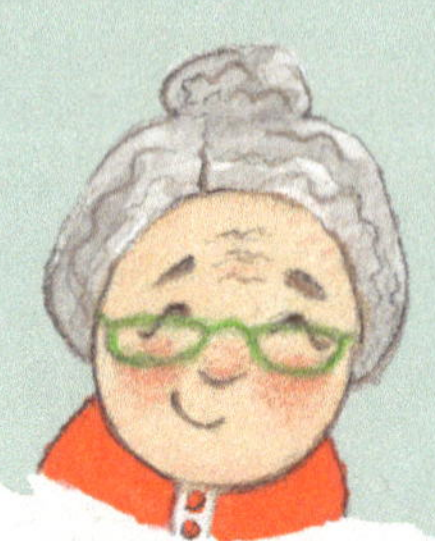

01

Achte auf eine gesunde und leichte Ernährung. Vermeide Alkohol, starken Tee, Kaffee und stimulierende Getränke.

02

Übe regelmäßig körperliche Aktivitäten wie Gehen, Joggen und Schwimmen aus.

03

Halte den Kopf warm, und trockne die Haare nach dem Waschen gut.

04

Meditiere möglichst eine Stunde am Tag, damit sich Dein Körper und Geist entspannen können.

05

Oryzanol und B-Vitamine helfen ebenfalls gegen chronische Erschöpfung.

06

Rauchen ist nicht nur die direkte Ursache von Bronchitis, sie führt auch zu An- und Rückfällen. Daher sollte auf das Rauchen verzichtet werden.

Phobien

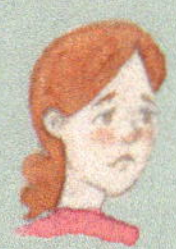

Ich habe schlechte Zähne und muss oft zum Zahnarzt. Aber ich habe eine schwere "Zahnarztphobie". Beim Gedanken an Zahnbohren und Zahnziehen kriege ich schon solche Angst, dass mein Herz schneller schlägt, ich kurzatmig werde und schwitze. Ein Freund von mir hat Höhenangst, ein anderer leidet unter „Klaustrophobie". Haben alle Menschen mehr oder weniger stark ausgeprägte Phobien?

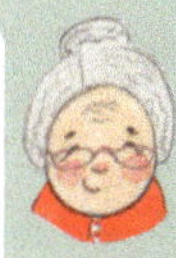

Jeder Mensch hat Momente der Angst, aber nicht jeder hat eine Phobie. Nach der medizinischen Definition ist eine rationale Angst keine Phobie. Aber wenn man sich nicht traut, mit dem Aufzug zu fahren, oder sich vor dem Kontakt zu anderen Menschen fürchtet, wenn man, wissend, dass die Angst irrational und unnötig ist, sie aber nicht kontrollieren kann, und wenn die Angst der tatsächlichen Gefahr gar nicht entspricht und Alltags-Aktivitäten stark beeinträchtigt sind, so spricht man von einer „Phobie".

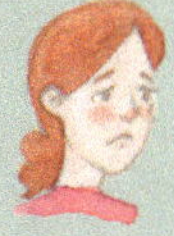

Was sind die Ursachen von Phobien? Welche Arten von Phobien gibt es?

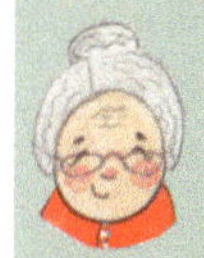

Die Ursachen von Phobien sind unklar. Es kann mit genetischen, physiologischen, psychologischen Faktoren zusammenhängen, oder aber auch Persönlichkeits- und soziale Gründe haben. Es gibt Hunderte von Angstobjekten in Phobien, die in drei Hauptkategorien unterteilt sind: Agoraphobie, soziale Phobie und spezifische Phobie.

Agoraphobie (auch Platzangst genannt) ist die Angst vor bestimmten Orten oder Szenarien, wie z.B. Angst vor Menschenansammlung, weil man die Sorge hat, im Ernstfall nicht flüchten oder gerettet werden zu können.

Soziale Phobie ist die Angst, in der Öffentlichkeit zu sprechen und die Vermeidung sozialer Interaktion.

Phobien

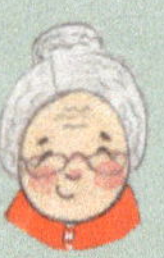

Zu spezifischen Phobien zählen Klaustrophobie (beispielsweise, wenn jemand bei einem Erdbeben verschüttet wurde und das Trauma nicht rechtzeitig behandelt wurde, könnte das zur dauerhaften Klaustrophobie werden), Angst vor bestimmten Tieren, Angst vorm Zahnarzt, die Angst davor, Blut zu sehen, und viele weitere.

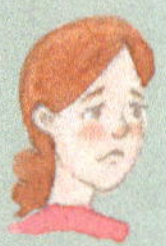

Wie können Phobien behandelt werden? Gibt es unterstützende TCM-Methoden?

Die meisten Phobien können durch Psychotherapie, Verhaltenstraining, Medikamente und andere Behandlungsmethoden (wie Qigong, Entspannungstherapie usw.) geheilt werden (Spezifische Phobien treten in der Regel in der Kindheit oder im jungen Erwachsenenalter auf und können jahrzehntelang anhalten, wenn sie unbehandelt bleiben). Beispielsweise Menschen, die seit ihrer Kindheit Angst vor Blut haben, haben diese Phobie im Rahmen ihres Medizinstudiums überwunden. Der Prozess des Medizinstudiums entspricht in diesem Fall einer Psycho- und Verhaltenstherapie.

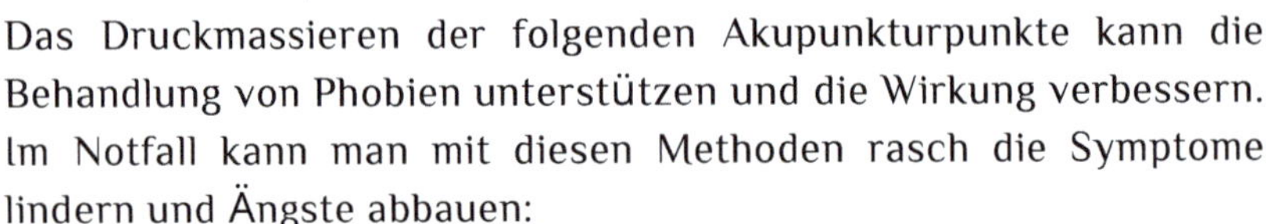

Das Druckmassieren der folgenden Akupunkturpunkte kann die Behandlung von Phobien unterstützen und die Wirkung verbessern. Im Notfall kann man mit diesen Methoden rasch die Symptome lindern und Ängste abbauen:

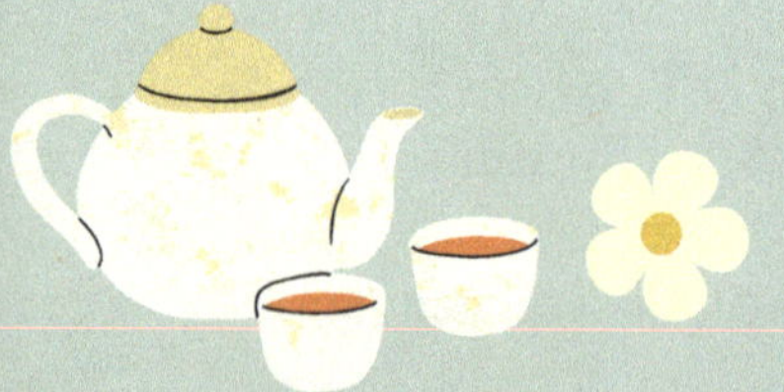

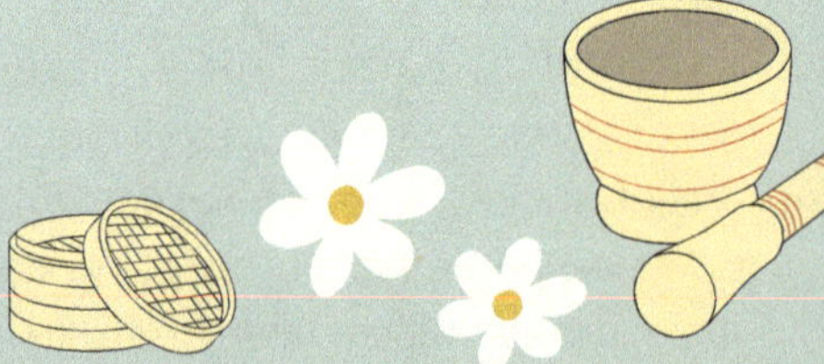

Baihui-Punkt

Der Baihui ist in der Vertiefung am Schnittpunkt der Mittellinie des Kopfes und der Verbindung zwischen den Spitzen der beiden Ohren zu finden. Klopfe 100 Mal sanft mit der Handinnenfläche auf den Punkt. Wiederhole dies 1-3 Mal am Tag. Baihui ist sehr effektiv bei der Behandlung von Kopf- und Gehirnerkrankungen. Das sanfte Klopfen dieses Akupunkturpunktes kann das Steuerzentrum Gehirn stabilisieren, Angstzustände wie Schwindel und Panik lindern und die Stimmung schnell beruhigen.

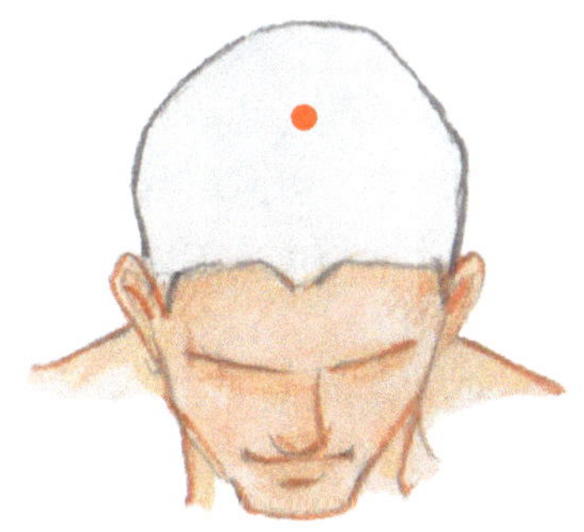

Laogong-Punkt

Balle die Hand zu einer Faust. Die Stelle, auf die die Mittelfingerspitze zeigt, ist der Laogong-Punkt. Akupressiere diesen Punkt 10 Minuten lang mit dem Daumen der jeweils anderen Hand. Wiederhole diese Übung mehrmals täglich. Lao Gong kann im Notfall sehr nützlich sein. So kann durch das Drücken von Laogong z.B. vor einem großen Auftritt die „Last Minute" Panik bekämpft werden. Unmerklich wird das Herzrasen rasch gelindert und die Nervosität beseitigt. Eine Maßnahme, die „in der Hand" liegt.

Shenmen-Punkt

Der Shenmen befindet sich auf Höhe der Handwurzel, auf der Handinnenseite des Handgelenks, in der Verlängerung zwischen kleinem und Ringfinger, neben der Sehne des kleinen Fingers. Drücke den Punkt für 1-3 Minuten lang (nicht zu kräftig, es reicht, wenn ein Druckschmerz spürbar ist) und wiederhole die Übung mehrmals täglich.

Der Shenmen führt direkt zum Herzen. Wenn das Herz vor Angst schneller schlägt, kann das Drücken des Shenmen das autonome Nervensystem regulieren und den Geist beruhigen. Es gibt viele Akupunkturpunkte, die zum Herzen führen. Dieser liegt direkt auf der Hand, ist daher besonders praktisch und gut erreichbar und zeigt sehr gute Wirkung.

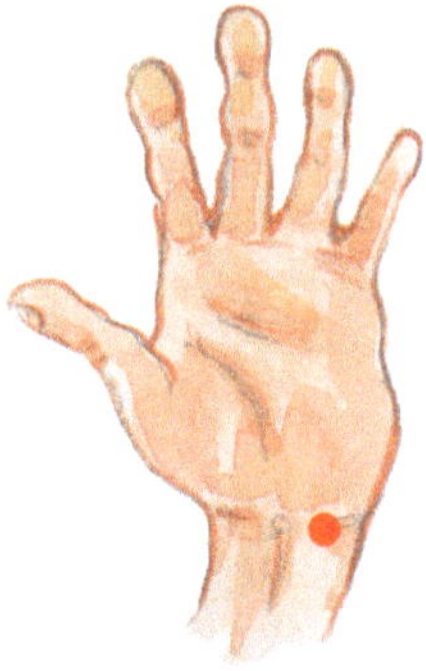

Taixi-Punkt

Den Taixi findest Du in der Vertiefung hinter dem Knöchel an der Innenseite des Fußes. An dieser Stelle ist das Pulsieren der Arterie spürbar. Beide Seiten täglich mehrmals für jeweils 3-5 Minuten drücken. Dabei sollte neben Druckschmerz auch etwas Taubheit entstehen.

Laut historischer TCM-Aufzeichnungen erzeugen verschiedene innere Organe unterschiedliche Emotionen. Für Angstgefühle sind die Nieren zuständig. Nierenerkrankungen können Panik verursachen. Übermäßige Angst kann wiederum die Nieren schädigen. Der Taixi ist deshalb bei der Behandlung von Phobien wichtig, weil das Drücken des Taixi die Nierenfunktion signifikant verbessert und dadurch Angst und Furcht lindern kann. Man sollte jedoch mit der Behandlung nicht erst warten, bis die Angst da ist.

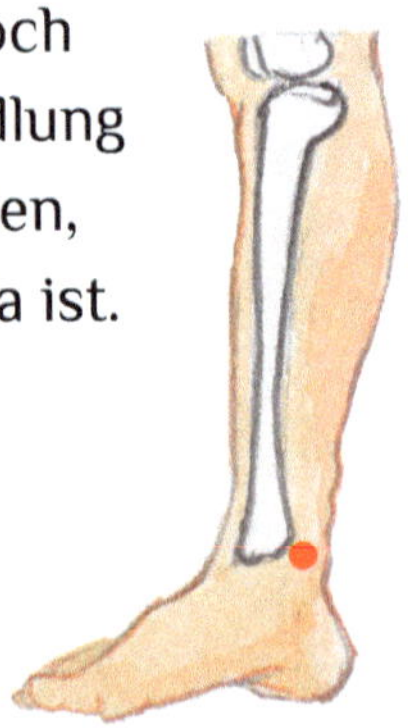

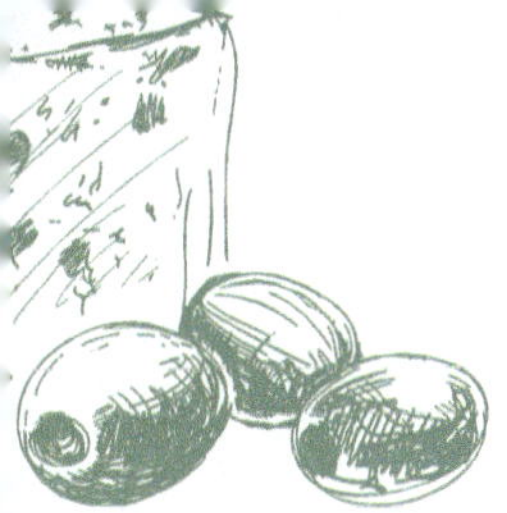

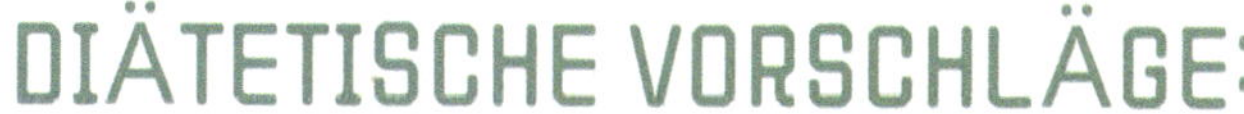

DIÄTETISCHE VORSCHLÄGE:

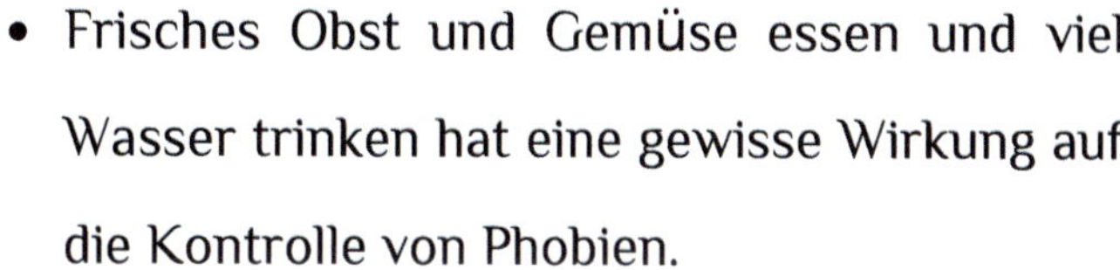

- Frisches Obst und Gemüse essen und viel Wasser trinken hat eine gewisse Wirkung auf die Kontrolle von Phobien.
- Walnüsse und Datteln (in Wasser gekocht und geschmort) wirken gut zur Stimmungsstabilisierung.
- Menschen mit Phobien sollten möglichst auf Zigaretten und Alkohol verzichten
- Yam, Ginseng, Goji-Beeren und Longan wirken gut gegen Phobien. Sie sind erhältlich im Asia-Shop, können in Suppen, Speisegerichten verarbeitet, oder auch separat verzehrt werden.

Burn-out

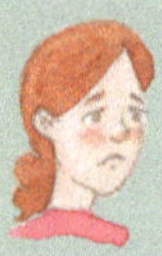

Ich habe einen sehr anstrengenden Job. In letzter Zeit fühle ich mich sowohl körperlich als auch geistig zunehmend erschöpft, energielos, pessimistisch und unproduktiv. Ist das der berühmte Burn-out, von dem aktuell so viele sprechen?

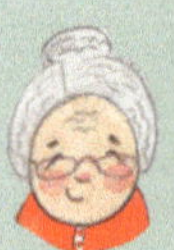

Ja, das klingt ganz nach dem sogenannten Burn-out. Burn-out ist ein Syndrom des 21. Jahrhunderts. Stelle Dir den Menschen vor wie die Saiten einer Geige. Ohne ausreichend Druck kann keine schöne Musik entstehen. Wenn der Druck aber zu groß ist, reißen die Saiten.

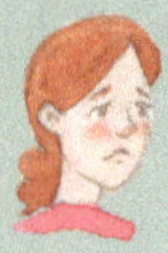

Kann ich mich mit TCM-Methoden selbst heilen?

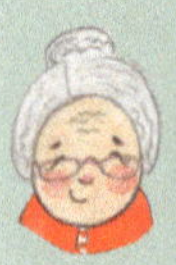

Du kannst die Heilung zumindest unterstützen, solltest aber unbedingt einen Arzt aufsuchen. In der Regel ist der Hausarzt die erste Anlaufstelle, dieser verweist Dich nach der Anamnese meist an einen geeigneten Psychotherapeuten und/oder Psychiater. Da bei Fachärzten mit Wartezeiten zu rechnen ist, solltest Du als erstes und möglichst rasch Stressfaktoren in Deinem Leben identifizieren und nach und nach eliminieren. Ergänzend zu eventuell notwendigen psychotherapeutischen Maßnahmen bei Burn-out kannst Du dann auch folgende Akupunkturpunkte massieren:

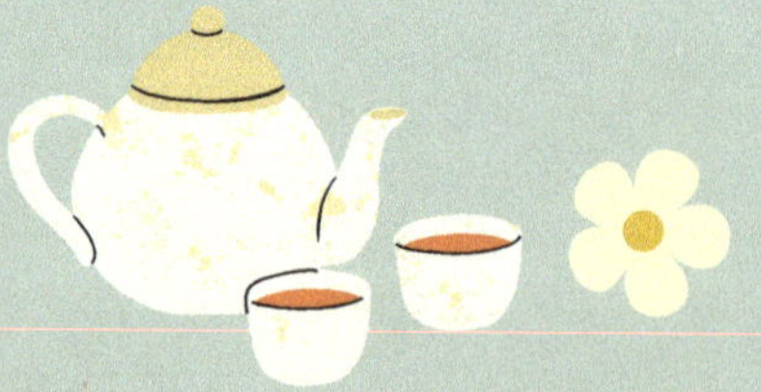

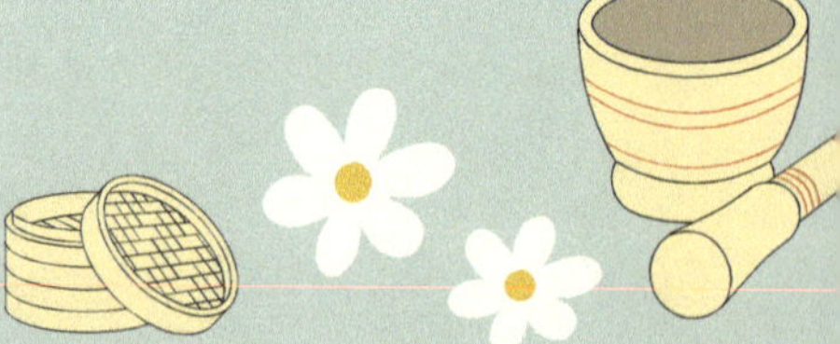

Taixi-Punkt

Den Taixi findest Du in der Vertiefung hinter dem Knöchel an der Innenseite des Fußes. An dieser Stelle ist das Pulsieren der Arterie spürbar. Drücke mit einem Finger fest genug auf diesen Punkt, sodass Du Druckschmerz und etwas Taubheit verspürst. Drücke 3-5 Minuten an jedem Fuß, und wiederhole dies 3-5 Mal am Tag. (Diese Methode kann auch die Nierenfunktion verbessern).

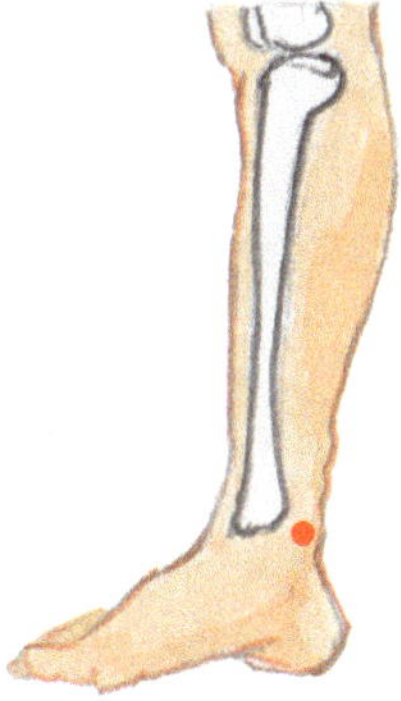

Guanyuan-Punkt und Qihai-Punkt

Der Guanyuan und Qihai befinden sich beide auf der vorderen Mittellinie des Körpers. Der Guanyan ist 4 Querfinger unterhalb des Nabels lokalisiert, der Qihai in der Mitte zwischen Guanyuan und Nabel. Hast Du die Punkte identifiziert, massierst Du mit der Handinnenfläche beide Punkte – gemeinsam mit dem Bauchnabel – im Uhrzeigersinn. Bleib dabei nicht nur an der Oberfläche, sondern bewege Deinen gesamten Bauch. Massiere am besten abends vor dem Schlafengehen und morgens nach dem Aufwachen jeweils 100 Mal. (Mit dieser Methode kann man auch die Vitalität des Körpers stärken).

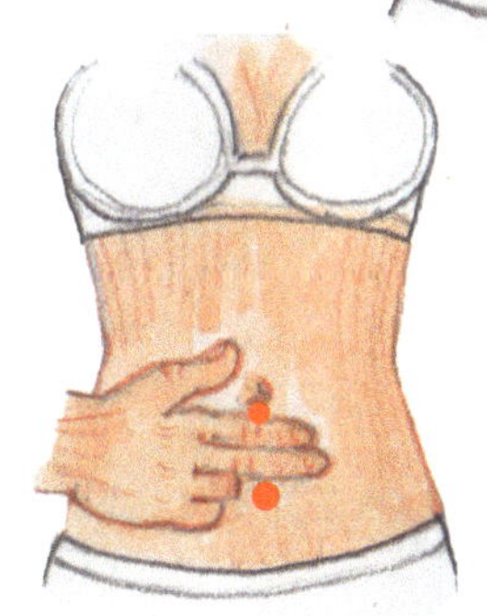

Shenshu-Punkt

Am unteren Rücken, auf der Höhe des Bauchnabels, befinden sich symmetrisch, auf beiden Seiten der hinteren Mittellinie, der linke und der rechte Shenshu. Sie sind etwa vier Querfinger voneinander entfernt. Reibe die beiden Punkte mit der Handinnenfläche täglich 100 Mal, sodass sie ganz warm werden. (Mit dieser Methode kann man auch die Nieren schützen).

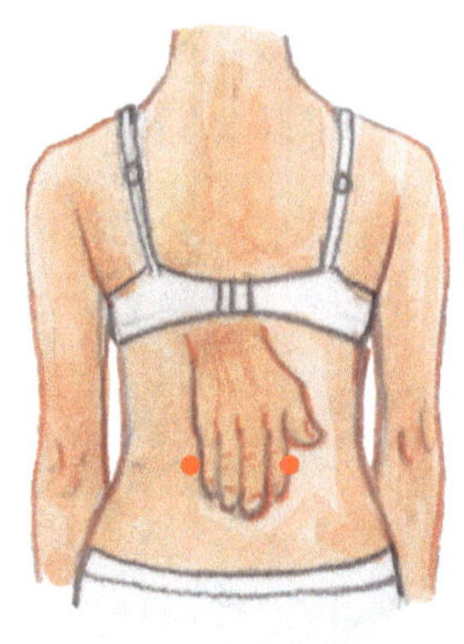

Laogong-Punkt

Balle die Hand zu einer Faust. Die Stelle, auf die die Mittelfingerspitze zeigt, ist der Laogong-Punkt.

Das Massieren des Laogong-Punkts zeigt gegen allgemeine Müdigkeit sehr gute Wirkung. Massiere diesen Punkt 10 Minuten lang mit einem Finger der jeweils anderen Hand (oder mit dem Handballen die gesamte Handinnenfläche). Wiederhole diese Übung so oft Du möchtest, wann und wo immer es für Dich gerade passt.

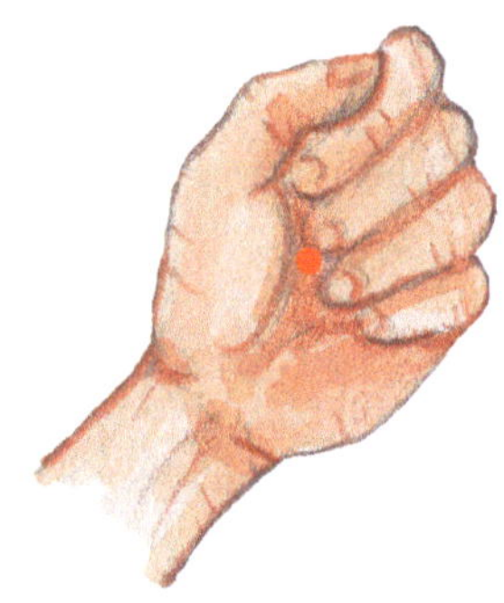

Zusanli-Punkt

Der Zusanli befindet sich vier Querfinger unterhalb der Kniescheibe, außen, in der Vertiefung zwischen dem Schienbein und dem Wadenbein. Drücke diesen Punkt an jedem Bein für zwei Minuten Dabei soll ein Druck-

deutlich spürbar sein) und wiederhole diese Übung mehrmals pro Tag. (Das Drücken des Zusanli-Punktes verbessert die Immunabwehr und Vitalität des Körpers.)

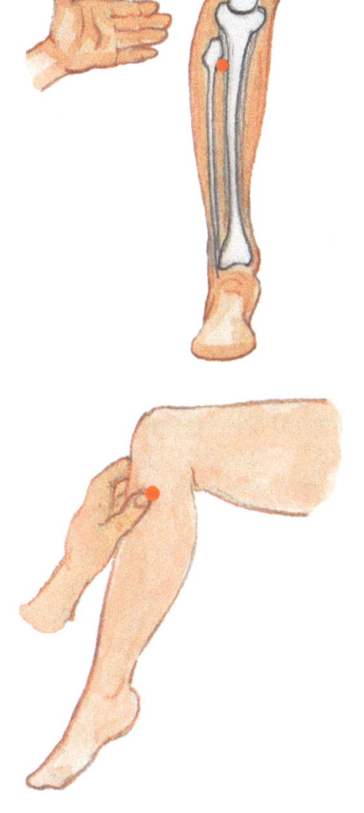

Darüber hinaus gibt es etwas sehr Hilfreiches, was wirklich jeder kann, und zwar:

Lachen (nicht lächeln!)

Lachen hat eine magische Gesundheitsfunktion. Häufiger zu Lachen, kann den Stoffwechsel des Körpers beschleunigen, schädliche Substanzen freisetzen und abbauen, die Wahrscheinlichkeit von Herz- und Gehirnerkrankungen reduzieren und sogar das Blut in unserem Körper reiner werden lassen. Lachen fördert die Produktion von Endorphinen durch die Hypophyse. Das sind Hormone, die Menschen glücklich machen. Endorphine brauchen wir, um Sorgen und Trübheit loszuwerden. Lautes Lachen verstärkt die Magen- und Darmaktivität, verbraucht Energie, verbrennt Kalorien und hilft somit auch beim Abnehmen. Menschen mit Herz-Kreislauf-Problemen und Blutgefäßerkrankungen sollen jedoch nicht allzu heftig lachen.

Weitere Tipps von Oma Ling

um die Heilung von Burn-Out im Alltag zu unterstützen:

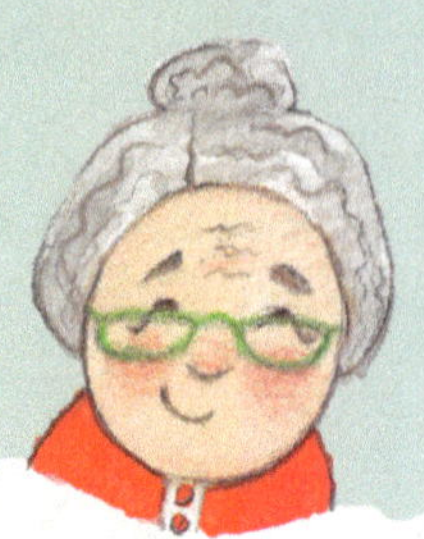

01

Work-Life-Balance ist sehr wichtig. Reduziere körperlichen, mentalen und emotionalen Stress!

02

Achte auf ausreichende Erholung und genügend Schlaf.

03

Eine ausgewogene Ernährung ist wichtig.

04

Bewegungen an der frischen Luft sind wohltuend.

05

Gewöhne Dich dran, täglich zwischen 10-30 Minuten zu medi-tieren, um Deinen Geist zu beruhigen und mentalen Stress abzubauen.

06

Ganz verrückt? Lasse die Arbeit liegen und gönne Dir einen Urlaub, bzw. mache eine Reise.

07

Sei nicht zu streng mit Dir selbst. Schraube die Erwartungen Dir selbst gegenüber herunter, und versuche weniger perfektionistisch zu sein, solltest Du dazu neigen.

Schlaflosigkeit

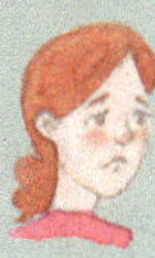

Ich habe seit längerer Zeit Schlafstörungen. Ich glaube, dadurch habe ich auch häufig Kopfschmerzen, Schwindelgefühle, bin vergesslich, kann mich kaum konzentrieren und bin andauernd müde. Kann die TCM etwas dagegen tun?

Ja! Es gibt Akupunkturpunkte, die helfen können, schneller und besser einzuschlafen:

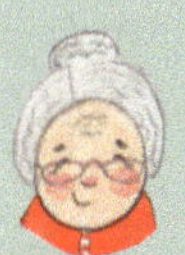

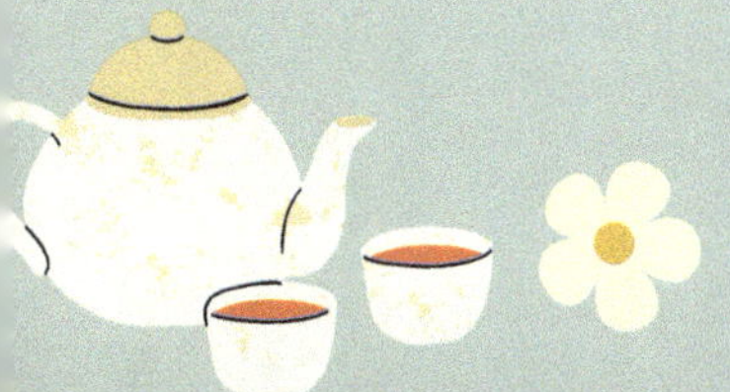

Shenmen-Punkt

Der Shenmen befindet sich auf Höhe der Handwurzel, auf der Handinnenseite des Handgelenks, in der Verlängerung zwischen kleinem und Ringfinger, neben der Sehne des kleinen Fingers. Drücke den Punkt jeden Abend, wenn Du Dich schlafen legst. Halte den Akupunkturpunkt drei Sekunden lang gedrückt, und mache dann eine kurze Pause. Wiederhole diese Übung 100 Mal (oder mehr), bis der Schlaf eintritt.

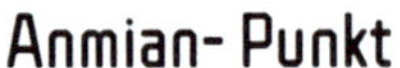

Anmian- Punkt

Der Anmian-Punkt befindet sich hinter dem Ohrläppchen in der Vertiefung der Unterkante des Hinterhauptbeins. Drücke diesen Punkt an beiden Kopfseiten für je 2 bis 5 Minuten.

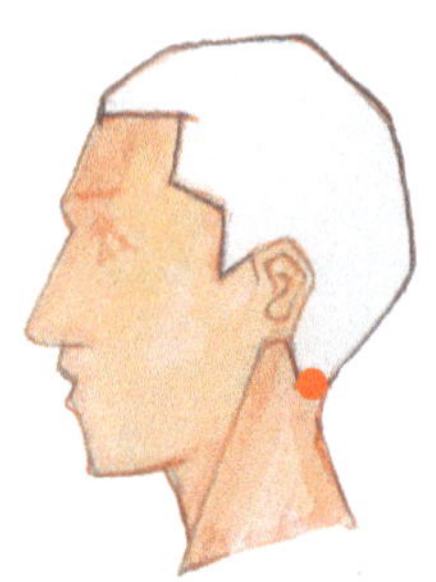

Shimian-Punkt

Geh vom äußeren Fußknöchel nach unten zur Fußsohle. Der Schnittpunkt mit der Längs-Mittellinie der Fußsohle, ist der Shimian-Punkt. Massiere diesen Punkt mit dem Daumen sanft und kreisförmig an jedem Fuß für 1-2 Minuten.

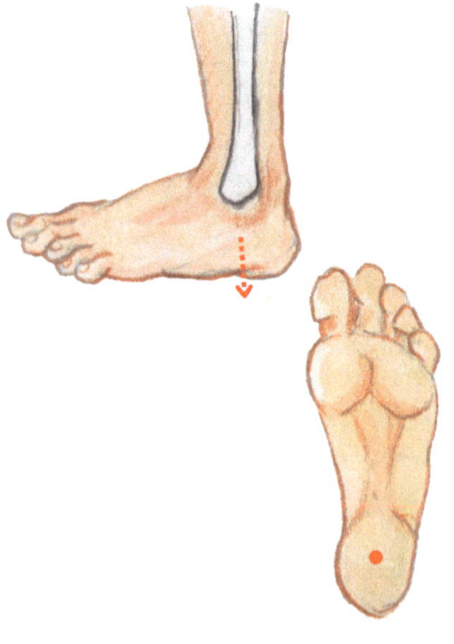

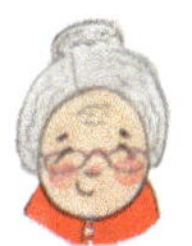

Darüber hinaus kannst Du folgende Methoden ausprobieren:

Das Gesäß klopfen

Leg Dich mit dem Gesicht nach unten auf das Bett und klopfe etwa 100 Mal sanft mit der oberen Seite Deiner Fäuste (Zeigefinger/Daumen) auf Dein Gesäß.

Massiere anschließend kräftig mit den Daumen beide Fußsohlen.

Die Hände reiben

Halte im Liegen beide Hände zusammen, mit den Handflächen zueinander. Reibe die Hände stark hin und her. Das fördert nicht nur das Einschlafen, sondern erzeugt auch ein angenehmes Gefühl, das bis zum nächsten Tag anhält.

Weitere Tipps von Oma Ling

um die Heilung von Schlaflosigkeit im Alltag zu unterstützen:

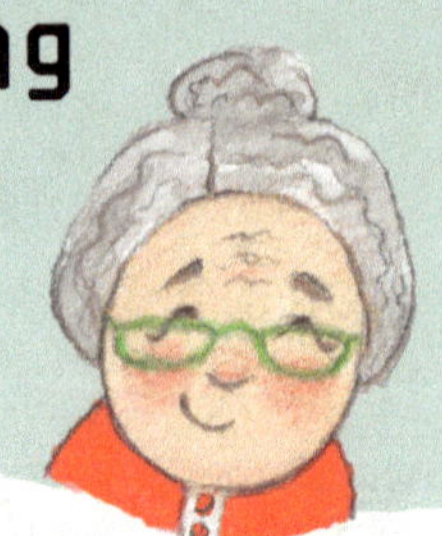

01

Vor dem Schlafengehen warme Milch oder Joghurt trinken oder Bananen essen. Das erhöht den Blutzuckerspiegel und trägt zu besserem Schlaf bei.

02

Bewegung an der frischen Luft tagsüber hilft beim Schlafen in der Nacht.

03

Ein regelmäßiger Alltags-Rhythmus ist wichtig für einen guten Schlaf.

04

Koffein, Schokolade, Käse und Diätpillen können den Schlaf stören.

05

Zu viel oder zu wenig essen, sowie Alkoholkonsum beim Abendessen, können zu Schlafstörungen führen.

06

Eine warme Dusche oder ein warmes Bad erleichtern das Einschlafen.

07

Die Füße beim Schlafen warmzuhalten, erhöht die Schlafqualität.

Schlafsucht

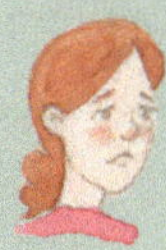

Oma Ling, ich schlafe wirklich nicht wenig und mache manchmal sogar tagsüber ein kurzes Nickerchen, um mich besser auszuruhen. Trotzdem bin ich den ganzen Tag über schläfrig und könnte fast beim Gehen einschlafen. Am schlimmsten ist es, wenn ich im Auto sitze und mich sehr beherrschen muss, um nicht einzuschlafen. Dieses Gefühl der dauernden Schläfrigkeit wird oft durch Schwindelgefühl, Erschöpfung, Sehprobleme und geistige Trägheit begleitet. Der Arzt hat mir Aufputschmittel verschrieben. Ich möchte aber nicht dauerhaft Tabletten nehmen müssen und im schlimmsten Fall sogar eine Abhängigkeit davon entwickeln.
Was ist mein Problem?

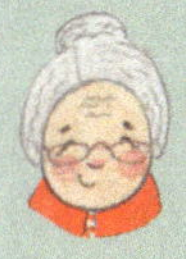

Das ist die typische Hypersomnie, auch Schlafsucht genannt. Sie äußert sich hautsächlich durch kontinuierliche Tagesschläfrigkeit. Die Ursachen sind meist nicht eindeutig zu identifizieren. Hypersomnie kann durch Funktionsstörungen des Hirnnervensystems verursacht werden, oder aber mit bestimmten Krankheiten im Zusammenhang stehen. Auch das Erbgut kann eine Rolle spielen. Hypersomnie kann auch eine Kataplexie (Verlust des Muskeltonus) verursachen, die einige Sekunden oder Minuten dauert. In anderen Fällen wird von Schlaflähmung berichtet. Hier kann sich die betroffene Person nach dem Aufwachen vorübergehend nicht bewegen. In schweren Fällen kann es sogar zu hypnotische Halluzinationen kommen. Sollte die Krankheit nicht mit Medikamenten zu kontrollieren sein, sollte man auf verletzungsanfällige Tätigkeiten wie das Autofahren, oder Gewohnheiten wie z.B. das Rauchen verzichten.

Schlafsucht

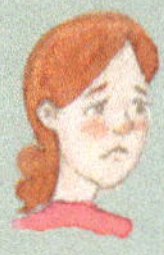

Das hört sich schlimm an! Gibt es Heilungschancen mit TCM?

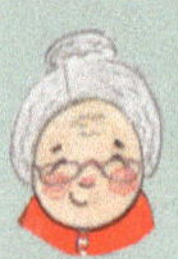

Durch dauerhafte Anwendung folgender Akupressur-Methoden können sich die Symptome der Schlafsucht verbessern. Dabei sollte jeder unten erwähnte Akupunkturpunkt mehrmals täglich für 1-3 Minuten druckmassiert werden. Die positiven Effekte stellen sich jedoch nur ein, wenn man die richtigen (Schmerz-)punkte findet und akupressiert.

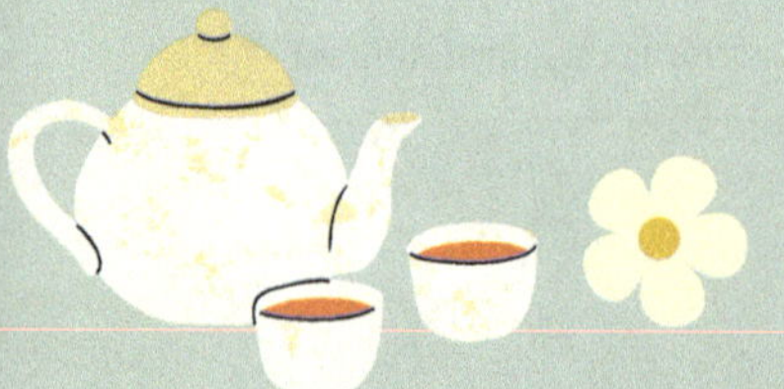

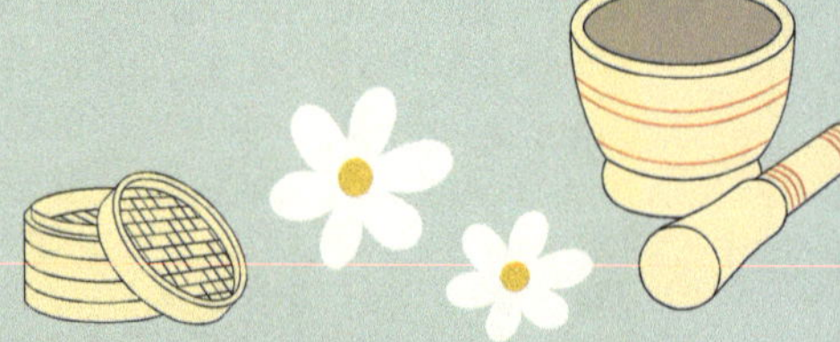

Erjian-Punkt und Sanjian-Punkt

Beide Punkte befinden sich seitlich entlang des zweiten Mittelhandknochens (nah am Daumen). Halte die Hand halb geballt. In der vorderen radialen Vertiefung des 2. Metacarpophalangealgelenks findest Du den Erjian, in der Vertiefung hinter dem kleinen Kopf des Mittelhandknochens findest Du den Sanjian.

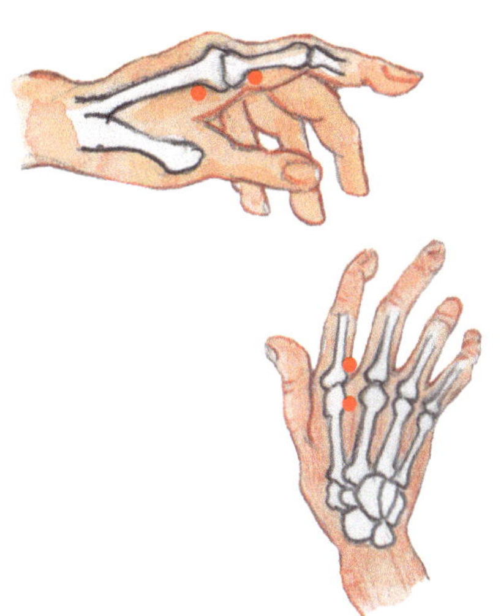

Lidui-Punkt

Diesen Punkt findest Du an der Seite der zweiten Zehe (nah am dritten Zeh), etwa 2 mm vom Zehennagelwinkel entfernt. Du findest den Schmerzpunkt leichter, wenn Du mit dem Daumennagel fest kneifst.

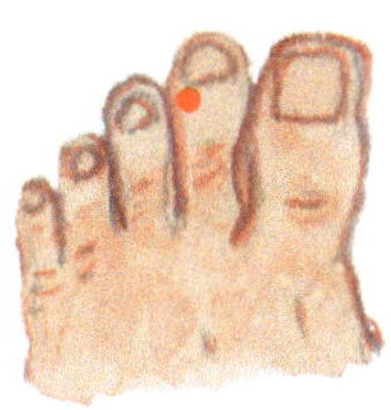

Dadun-Punkt

Der Dadun befindet sich auf der medialen Seite der großen Zehe, etwa 2 mm außen und hinter dem Zehennagelwurzelwinkel. Du findest den Schmerzpunkt leichter, wenn Du mit dem Daumennagel fest kneifst.

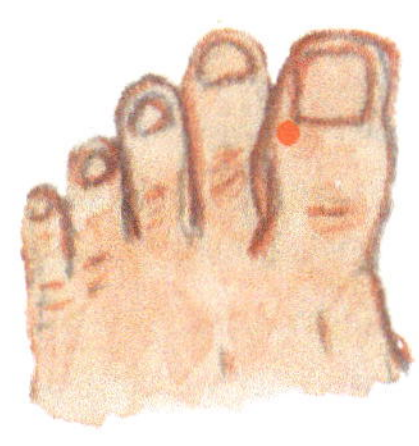

Dazhong-Punkt und Zhaohai-Punkt

Beide Punkte sind an der Innenseite des Fußes, in der Nähe des Knöchels zu finden.

Der Dazhong befindet sich hinter und leicht unterhalb des Knöchels, der Zhaohai in der Vertiefung direkt unterhalb des Knöchels.

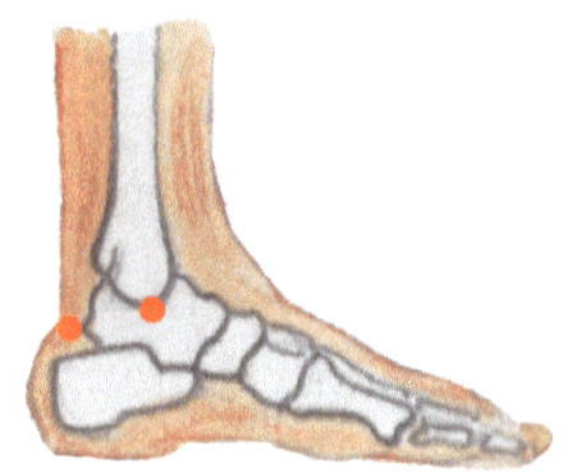

Weitere Tipps von Oma Ling

um die Heilung von Schlafsucht im Alltag zu unterstützen:

01

Labortests von Blutzucker, Leber-, Nieren- und Schilddrüsenfunktionen können helfen, die Ursache der Schlafsucht zu klären.

02

Narkolepsie, Apnoe, organische Hirnstörungen sowie psychiatrische Erkrankungen sollten als Ursache für Schlafsucht vom Facharzt ausgeschlossen werden.

03

Menschen, die unter Schlafsucht leiden, sind oft weniger leistungsfähig und werden deshalb von Familie oder Gleichaltrigen rasch als faul gesehen. Daher ist eine psychische Betreuung wichtig, bevor sich betroffene Personen selbst isolieren.

Depression

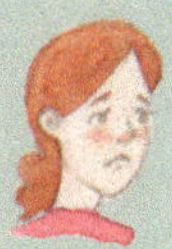

Mein bester Freund hat mir vor kurzem mitgeteilt, dass er Depressionen hat. Er leidet unter Gefühlsschwankungen, verringerter Handlungsfähigkeit, Schlafstörungen und Appetitlosigkeit. Manchmal kommen ihm sogar Suizidgedanken

Ist er zum Arzt gegangen? Depressionen sollten nicht auf die leichte Schulter genommen werden. Sobald sie diagnostiziert sind, sollten sie möglichst rasch behandelt werden. Andernfalls können sie sich zu einer schweren Krankheit entwickeln und fatale Folgen haben.

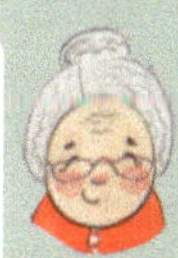

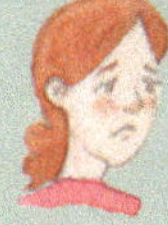

Ja, ist er. Er hat auch schon mit der Behandlung begonnen. Er nimmt Medikamente und geht regelmäßig zur Psychotherapie. Es geht ihm etwas besser, aber die Heilung gestaltet sich mühsam. Er kämpft immer wieder mit Rückfällen. Gibt es TCM-Methoden, mit denen er schneller gesund werden kann?

Sag ihm, dass es hilfreich sein kann, wenn er, begleitend zu den Behandlungen, folgende Akupunkturpunkte regelmäßig massiert:

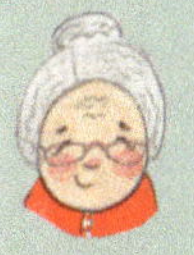

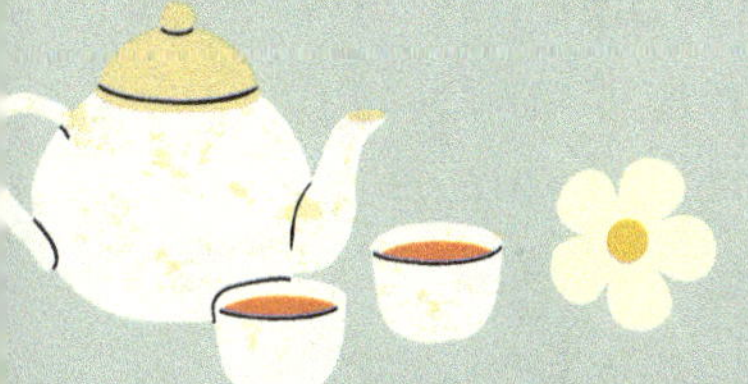

Neiguan-Punkt

Der Neiguan befindet sich auf der Handinnenseite des Handgelenks, drei Fingerbreiten von der Handwurzel entfernt, in der Aussparung der beiden Sehnen. Taste so lange in dem Bereich, bis Du den Schmerzpunkt findest. Drücke den Punkt 1 Minute lang und wiederhole die Übung an beiden Handgelenken ungefähr 3-5 Mal. Die Massage sollte täglich wiederholt werden.

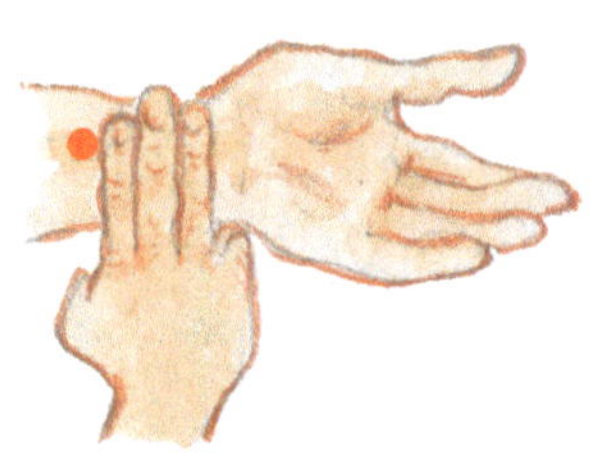

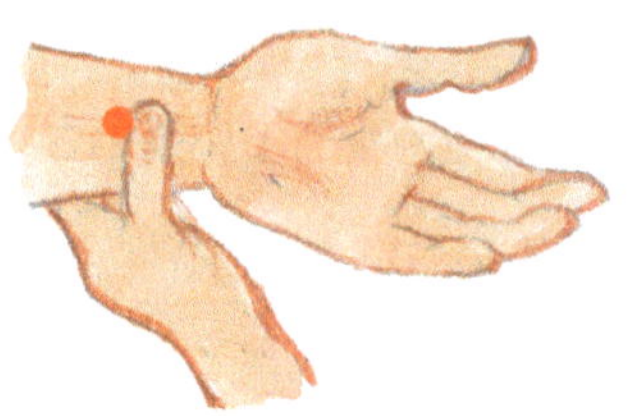

Hegu-Punkt

Der Hegu befindet sich zwischen dem 1. und 2. Mittelhandknochen. Drücke den Muskel unter dem 2. Mittelhandknochen gegen den Mittelhandknochen. Behandle den Punkt an jeder Hand ca. 2 Minuten lang und wiederhole dies mehrmals pro Tag.

Achtung: Bei Schwangerschaft diese Methode nicht anwenden!

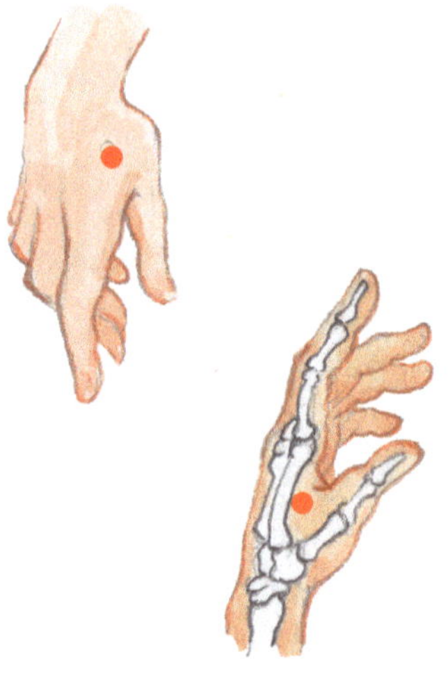

Taichong-Punkt

Der Taichong befindet sich in der Lücke zwischen dem großen und zweiten Zeh. Reibe mit dem Daumen oder Zeigefinger von unten nach oben entlang dieser Aussparung. Der Druckschmerz sollte deutlich spürbar sein. Reibe an jedem Fuß 2-5 Minuten, und wiederhole die Übung mehrmals. Diese Behandlung wirkt sehr beruhigend.

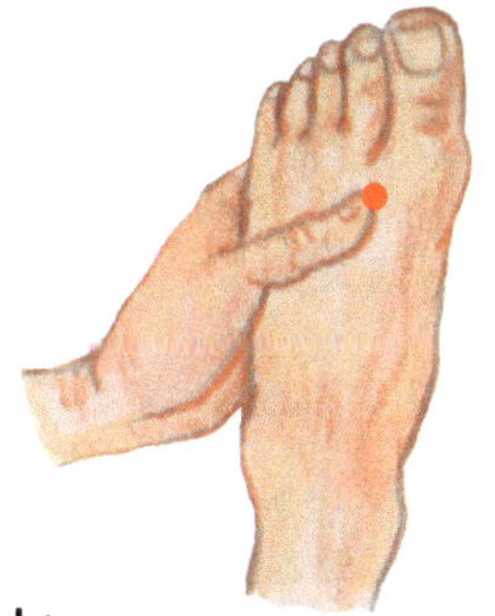

Baihui-Punkt

Der Baihui ist leicht zu finden. Er ist in der Vertiefung am Schnittpunkt der Mittellinie des Kopfes und der Verbindung zwischen den Spitzen der beiden Ohren zu finden. Klopfe 100 Mal sanft mit der Handinnenfläche auf den Punkt (und die Fläche drumherum). Wiederhole diese Übung 1-3 Mal am Tag. Das Klopfen des Baihui ist auch für gesunde Personen geeignet, da es sich grundsätzlich sehr gut auf die körperliche und seelische Gesundheit auswirkt.

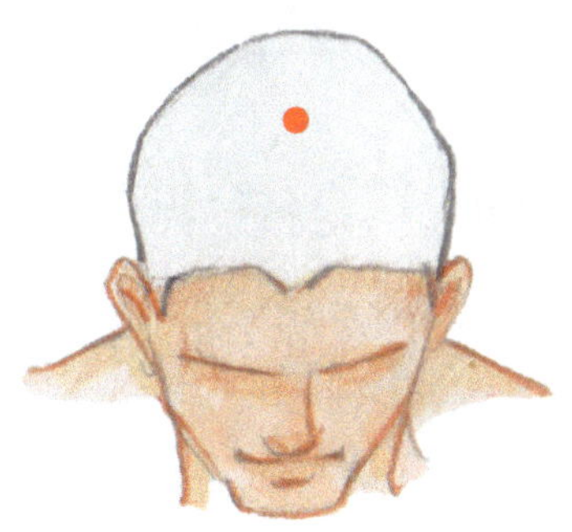

Taiyang-Punkt

Der Taiyang-Punkt befindet sich zwischen dem äußeren Augenwinkel und dem äußeren Beginn der Augenbraue, in der Vertiefung etwa eine Fingerbreite Richtung Hinterkopf. Drücke mit Deinen Zeigefingern oder den Handwurzeln an beiden Seiten sanft auf den Punkt, bis ein Schmerzgefühl entsteht. Behandle jede Seite für ca. 30 Sekunden und wiederhole den Vorgang 10-15 Mal.

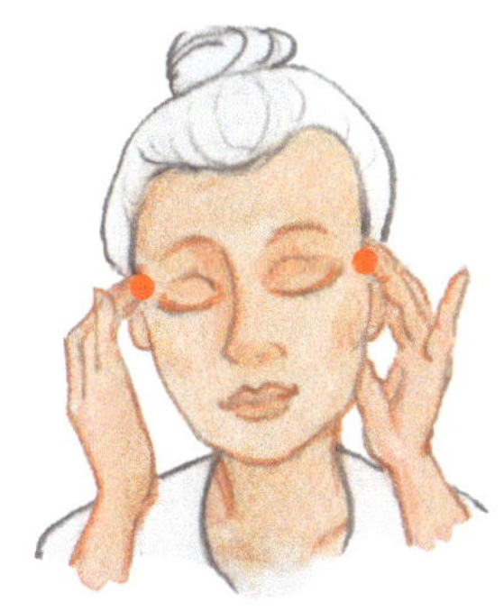

Weitere Tipps von Oma Ling

um die Heilung von Depressionen im Alltag zu unterstützen:

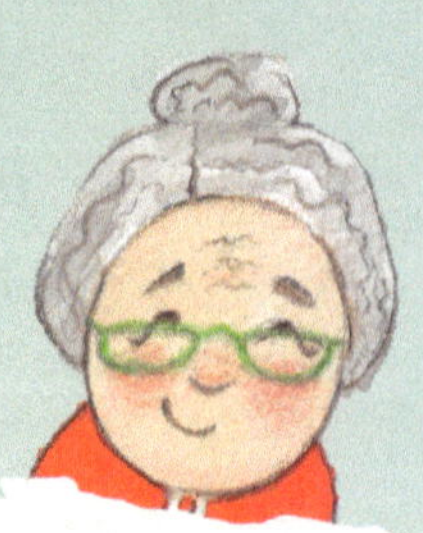

01

Lachen

Dreimal täglich laut lachen (am besten vor einem Spiegel), jedes Mal drei Minuten lang. Das mag sich zu Beginn zwar komisch anfühlen, aber man gewöhnt sich schnell daran, denn die positiven Effekte sind meist schon nach einer Woche bemerkbar – unabhängig von der Schwere der Depressionen. (Menschen mit Herz-Kreislauf- und Blutgefäß-Erkrankungen sollten es mit dem Lachen nicht übertreiben.)

02

Ohrenreiben

Das Reiben an den Ohren mit der Handfläche (bis die Ohren rot und warm werden), stimuliert das sympathische und parasympathische Nervensystem, sowie das Hormonsystem des menschlichen Körpers. Es kann auch Depressionen lindern und kommt der allgemeinen Gesundheit zugute.

03

Sonnenlicht

Der Beginn einer Depression ist häufig eng mit der Melatoninsekretion verbunden. Melatonin ist ein körpereigenes Hormon. Es wird aus Serotonin produziert und ist an der Regulation unseres Tag-Nacht-Rhythmus beteiligt und wirkt schlaffördernd (umgangssprachlich auch als „Schlafhormon" bezeichnet). Weniger Sonnenlicht kann eine Melatoninablagerung im Körper auslösen, was zu Missstimmung und Depressionen führt. Dieses Phänomen ist auch als Winterdepression bekannt. Sonnenlicht ist allerdings ein ausgezeichnetes natürliches Antidepressivum. Die ultravioletten Strahlen im Sonnenlicht verbessern die Stimmung des Menschen und können die Gemütslage aufhellen. Daher solltest Du gerade im Winter unbedingt mehrmals täglich an die frische Luft gehen. Ultraviolette Strahlen sind auch an bewölkten Tagen vorhanden und mit keinem Kunstlicht zu ersetzen!

Weitere Tipps von Oma Ling

um die Heilung von Depressionen im Alltag zu unterstützen:

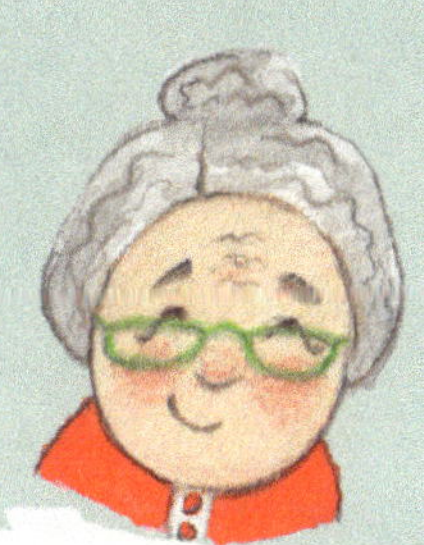

04

Sport

Es gibt viele geeignete Sportarten für depressive Patienten: Gymnastik, Joggen, Gehen, Schwimmen, Radfahren, Basketball spielen, Fußball spielen, etc. Täglich 30-60 Minuten Spazieren gehen kann depressive Stimmungen verschwinden lassen. Je weniger vom Neurotransmitter Dopamin im Gehirn produziert wird, umso eher entwickeln Menschen Depressionen, Antriebs- und Lustlosigkeit. Genau dagegen hilft Bewegung, da sie die Dopaminausschüttung ankurbelt.

05

Lebensmittel

Äpfel, Zitrusfrüchte, Kaffee und Tee weisen antidepressive Wirkungen auf. Sie sind daher gut für Lebensmitteltherapie bei der Behandlung von Depressionen geeignet. Insbesondere Äpfel wirken sehr aufheiternd. Natürlichen Zitrusaromen, in Kombination mit Antidepressiva, werden bei der Behandlung von Depressionen eine sehr gute Wirkung nachgesagt. Auch der Verzehr von Lebensmitteln, die reich an Vitamin B und Aminosäuren sind, helfen, Depressionen zu überwinden. Dazu zählen z.B. Getreide, Fisch, grünes Gemüse, Eier und Vollkornprodukte.

Epilepsie

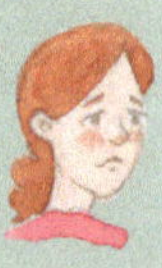

Mein Cousin leidet an Epilepsie. Er bekommt regelmäßig Anfälle. Seitdem er gut eingestellt ist, bringen Medikamente zwar etwas Linderung, aber keine Heilung. Woran liegt das?

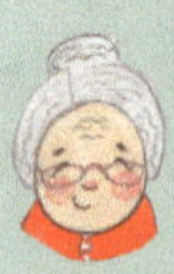

Epilepsie ist eine neurologische Erkrankung, bei der das Gehirn übermäßig aktiv ist und zu viele Signale abgibt. Dies kann Anfälle bei Bewusstsein, Empfindung, Bewegung, Verhalten, oder Nerven auslösen. Die Ursache ist oft unklar. Während eine Ersterkrankung vor dem 20. Lebensjahr genetisch bedingt sein könnte, sind Erkrankungen nach dem 20. Lebensjahr eher auf Kopfverletzungen, Hirnhautentzündungen, Schlaganfälle, oder Hirntumoren zurückzuführen.

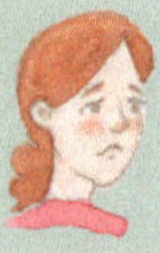

Kann Epilepsie geheilt werden und gibt es Präventions- und Behandlungsmethoden in der TCM?

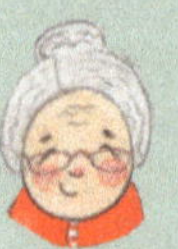

Epilepsie kann schwer vollständig geheilt werden. Man kann die Anfälle jedoch kontrollieren und die Symptome lindern. Folgende Akupunkturpunkte zu stimulieren, hilft bei der Prävention und Behandlung von Epilepsie:

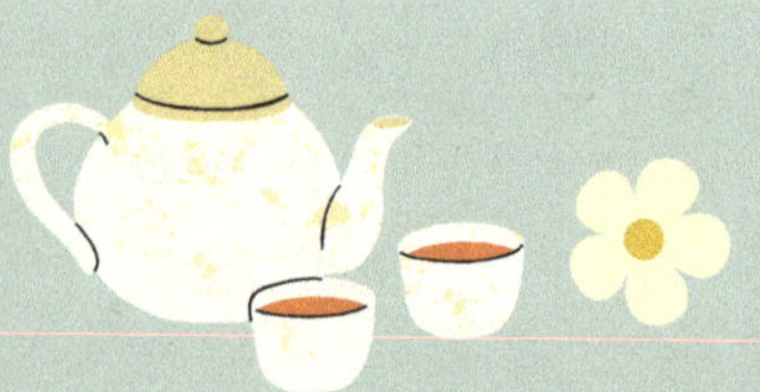

Fengchi-Punkt

Der Fengchi-Punkt befindet sich in den Vertiefungen parallel zu den Ohrläppchen. Sie sind auf beiden äußeren Seiten der großen Sehne am Hinterkopf zu ertasten. Die richtige Stelle löst leichte Druckschmerzen aus. Akupressiere Fengchi 1-3 Minuten lang und wiederhole den Vorgang 1-3 Mal pro Tag. Fengchi ist ein wichtiger Akupunkturpunkt für die Behandlung von Epilepsie, insbesondere wenn die Erkrankung im jungen Alter auftritt und die Anfälle eher kurz sind.

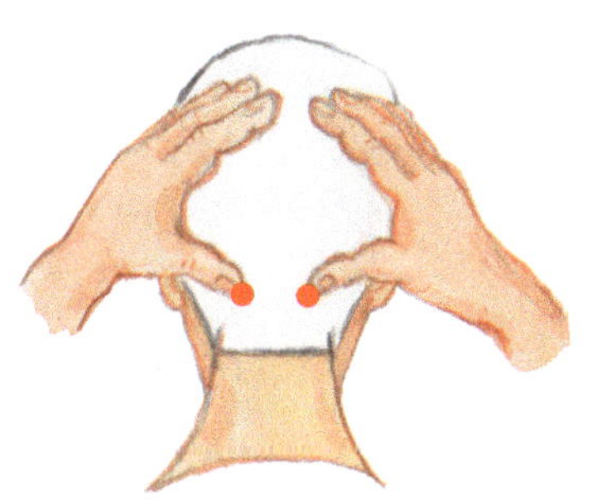

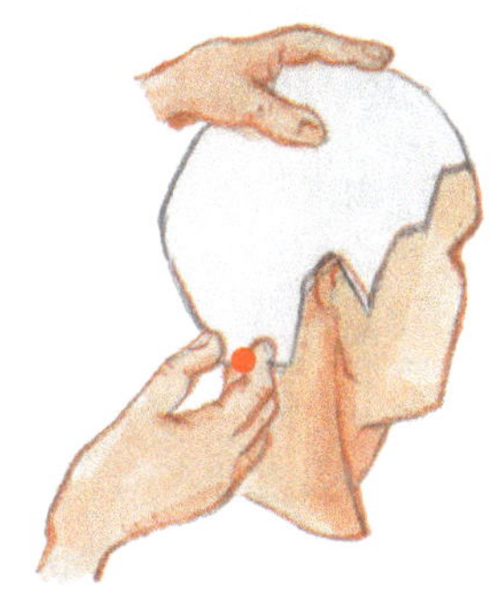

Brustschmerz-Punkt

Der Brustschmerz-Punkt befindet sich auf der Außenseite des Unterarms, zwischen der Elle und der Speiche, auf ca. einem Drittel des Weges der Linie zwischen dem Handgelenk und dem Ellenbogen. Taste so lange in dem Bereich, bis Du den Schmerzpunkt gefunden hast. Akupressiere den Punkt an beiden Armen jeweils 1-3 Minuten lang und wiederhole den Vorgang 1-3 Mal täglich.

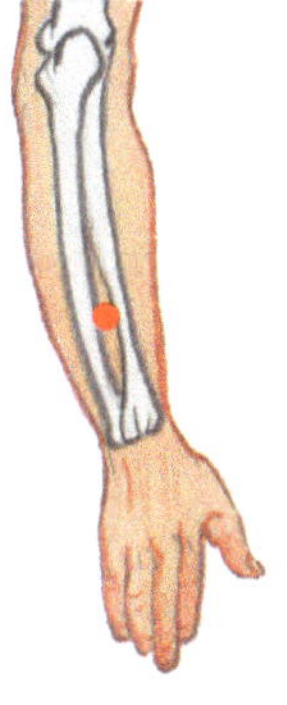

Wirbelsäule-Mitte und Brust-Epilepsiepunkt

Beide Punkte befinden sich auf der Mittellinie des Rückens. Die Wirbelsäule-Mitte ist in der Vertiefung unterhalb des 11. Brustwirbels. Der Brust-Epilepsiepunkt ist zwischen dem 12. Brustwirbel und dem 1. Lendenwirbel. Drücke diese beiden Punkte 1-3 Minuten lang (dabei muss ein eindeutiger Druckschmerz spürbar sein), und wiederhole den Vorgang 1-3 Mal am Tag.

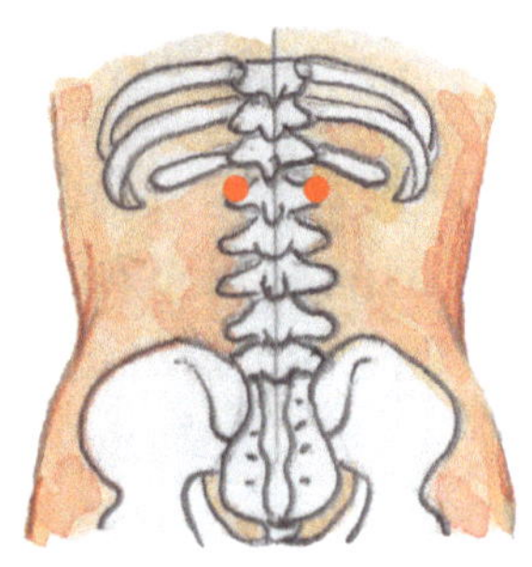

Yaoqi-Punkt

Der sogenannte Yaoqi-Punkt befindet sich im Kreuzbeinbereich, 5-7 cm oberhalb des Steißbeins in der Vertiefung. Ertaste und finde den Schmerzpunkt. Drücke diesen Punkt 1-3 Minuten lang und wiederhole 1-3 die Übung Mal am Tag.

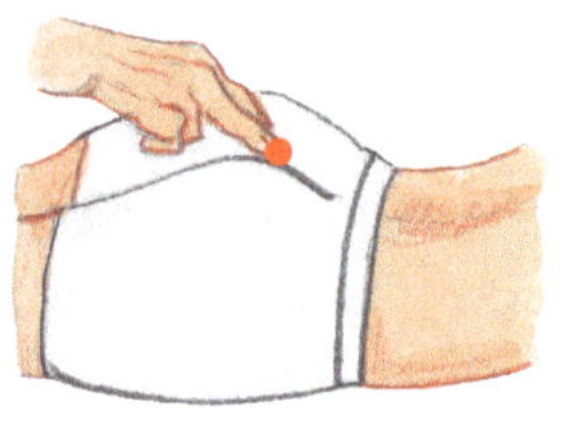

Fenglong-Punkt

Den Fenglong findest Du vorne an der Außenseite der Wade, auf halber Höhe zwischen dem Fußknöchel und dem Knie, zwei Fingerbreit vom vorderen Schienbeinrand entfernt. Drücke 5 Minuten lang mit dem Daumen fest auf diesen Punkt. Ein deutlicher Druckschmerz sollte zu spüren sein. Wiederhole die Übung 1-3 Mal täglich.

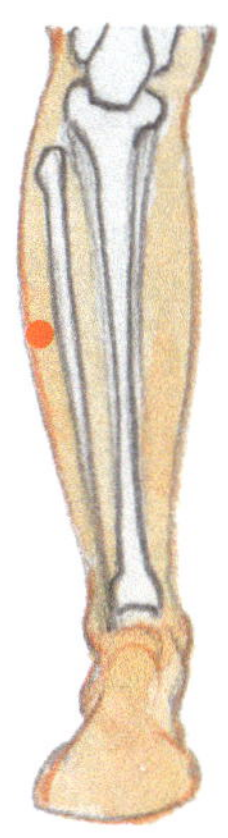

Bein-Epilepsiepunkt

Der Bein-Epilepsiepunkt befindet sich am Unterschenkel, in der Mitte von Knie und Sprunggelenk neben dem Schienbein. Drücke diesen Punkt an beiden Beinen jeweils 1-3 Minuten lang, und wiederhole das 1-3 Mal täglich.

Nebenschilddrüsenzone am Fuß

Die Nebenschilddrüsenzone befindet sich in der Vertiefung des ersten Metatarsophalangealgelenks am inneren Rand der Fußsohlen. Halte den Fuß mit einer Hand und umklammere den großen Zeh mit dem Zeigefinger und Mittelfinger der anderen Hand. Drücke diese Zone nun mit dem Daumen 1-3 Minuten lang, und wiederhole die Übung 1-3 Mal täglich.Die Nebenschilddrüsenreflex-zone kann auch zur Ersten Hilfe im Falle eines Epilepsie-anfalls genutzt werden: dafür bitte beide Füße des Patienten festhalten und die Nebenschilddrüsenreflexzone an beiden Füßen einige Minuten lang fest drücken. Das sollte den Patienten rasch beruhigen.

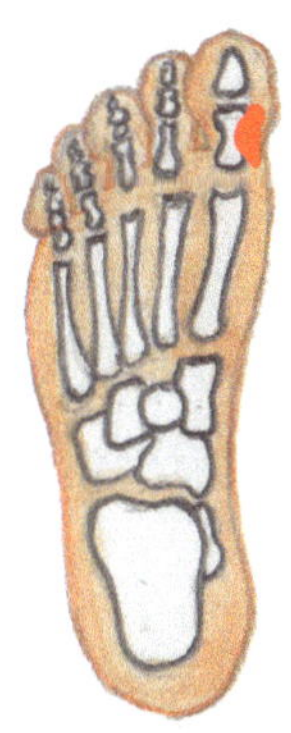

DIÄTETISCHE VORSCHLÄGE:

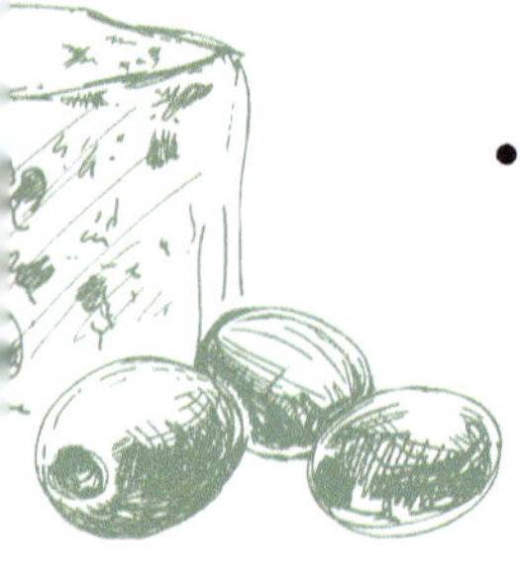

- Pfirsichblüten: Während, oder unmittelbar nach einem Anfall, 20 Pfirsichblüten (trocken oder frisch) mit kochendem Wasser übergießen, herausnehmen und abkühlen lassen und anschließend einmal pro Tag für 5 aufeinander-folgende Tage einige Blüten essen. Wiederhole diese Behandlung 3 Mal mit jeweils einer Zwischenpause von zwei Tagen.
- Gurkenrebe: 750g getrocknete Gurkenrebe in 2L Wasser so lange kochen, bis die Wassermenge auf ungefähr die Hälfte reduziert ist. Trinke 2 Mal pro Tag je 300ml dieses Tees. Trinke den Tee mindestens eine Woche lang, dann sollten sich die Anfälle deutlich verringern oder ganz auflösen.

ELEKTROTHERAPIE-ANREGUNGEN:

- Elektrotherapie: Ein vom Arzt empfohlenes Stimulationsgerät repariert und regeneriert die Hirnnerven und Gehirnzellen und stellt die normale Gewebefunktion wieder her.
- Elektroakupunktur: Ein Stromimpulsgerät nach TCM-Prinzip stimuliert die Kopfhautakupunkturpunkte mit Schwachstrom, um die Hirnnervenzellen zu reparieren.
- Neuropetide-OP: Hierbei handelt es sich um eine Operation, bei der die Neuropeptide (grund-legende Zellen von Nervenzellen) repariert und regeneriert werden, damit sich die effektive Übertragung von Hirnsubstanz wieder normalisiert.

Weitere Tipps von Oma Ling

um die Heilung von Epilepsie im Alltag zu unterstützen:

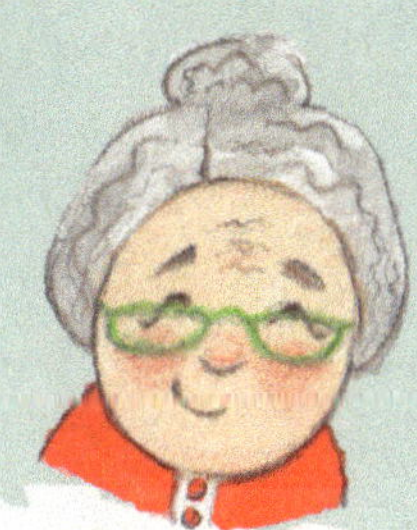

01

Leichtes, fettarmes Essen und Verzicht auf Zigaretten und Alkohol sind wichtig.

02

Vermeide Überanstrengung, Angst und Stress, denn diese können Anfälle auslösen.

03

Vermeide Aktivitäten wie Klettern, Schwimmen, Autofahren und gefährliche Umgebungen wie beispielsweise offenes Kaminfeuer.

04

Sorge für ausreichend Schlaf und Körperbewegung.

05

Verzichte auf kohlensäurehaltige Getränke, da sie dem Körper Kalzium entziehen.

06

Kämme Deine Haare regelmäßig, und massiere die Akupunkturpunkte am Kopf mit. Entdeckst Du dabei einen Schmerzpunkt (z.B. in der Nähe von Fengchi), bleibe dort und drücke mit dem Kamm einige Minuten lang auf den Punkt.

Alzheimer

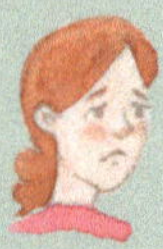

Mein Vater ist fast 80 Jahre alt. In letzter Zeit versagt sein Gedächtnis häufig. Er findet den Heimweg nicht und kommt im Alltag allein nicht mehr zurecht. Ich war mit ihm beim Arzt. Untersuchungen zeigen, dass bei ihm die Großhirnrinde verkümmert ist, Neurofibrillen verwickelt sind und die Anzahl der Gedächtnisneuronen stark reduziert ist. Mit anderen Worten, er hat Alzheimer. Kommt das durch das Alter, oder gibt es andere Ursachen?

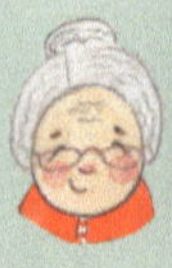

Die Ursache der Alzheimer-Krankheit ist noch nicht klar. Genetische Übertragung ist vermutlich eine der häufigsten Ursachen. Alzheimer ist eine primär degenerative Enzephalopathie bei älteren Menschen, die weltweit leider sehr verbreitet ist. Beeinträchtigungen wie Gedächtnisverlust, kognitive Funktionsstörung und Sprachstörungen schränken unsere Fähigkeiten im Alltagsleben und bei sozialen Aktivitäten stark ein.

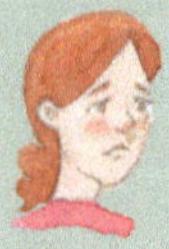

Gibt es Möglichkeiten, mit TCM Alzheimer vorzubeugen, oder zu behandeln?

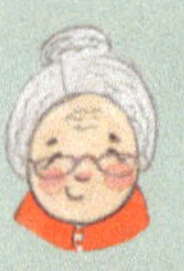

Alzheimer ist eine große Herausforderung für die Medizin. Noch gibt es keine umfassende Heilungsmöglichkeit. Alle Medikamente dienen nur dazu, die Verstärkung der Symptome zu verzögern. Alzheimer hat drei Phasen, die erste (leichte Demenz), die zweite (mittelgradige Demenz) und die dritte (schwere Demenz). Prävention ist daher besonders wichtig. Das Auftreten von Symptomen kann hinausgezögert werden, indem folgende Akupunkturpunkte behandelt werden:

Baihui-Punkt

Baihui ist in der Vertiefung am Schnittpunkt der Mittellinie des Kopfes und der Verbindung zwischen den Spitzen der beiden Ohren zu finden. Klopfe 100 Mal sanft mit der Handinnenfläche auf den Punkt. Wiederhole dies 1-3 Mal am Tag. Baihui ist eng mit dem Gehirn verbunden, ein wichtiger Akupunktur-Punkt für die Regulierung der Gehirnfunktion und daher gut bei der Behandlung von Vergesslichkeit geeignet.

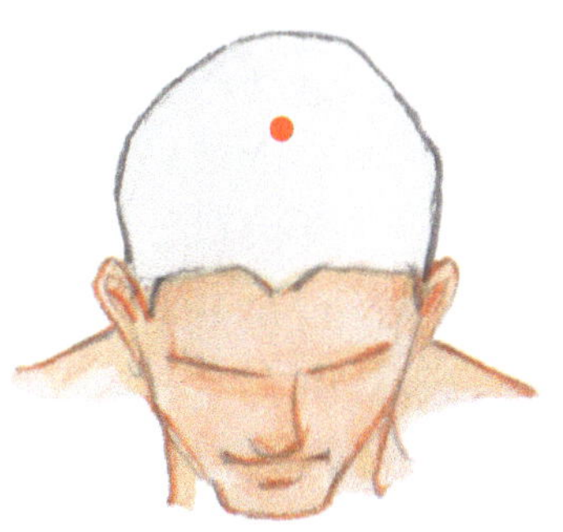

Fengchi-Punkt und Yifeng-Punkt

Fengchi befindet sich in den Vertiefungen parallel zu den Ohrläppchen. Sie sind auf beiden äußeren Seiten der großen Sehne am Hinterkopf zu ertasten.

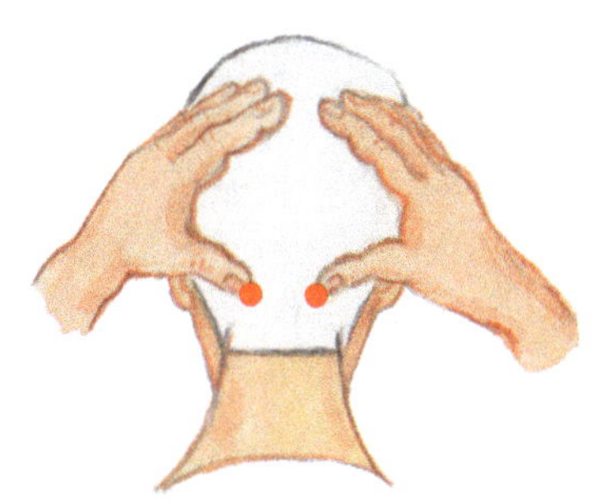

Yifeng befindet sich in den Vertiefungen hinter den Ohrläppchen. Die richtigen Stellen lösen leichte Druckschmerzen aus. Akupressiere beide Punkte auf beiden Seiten für je 2-3 Minuten und wiederhole den Vorgang 2-3 Mal pro Tag. Das fördert die Durchblutung und macht den Kopf klar.

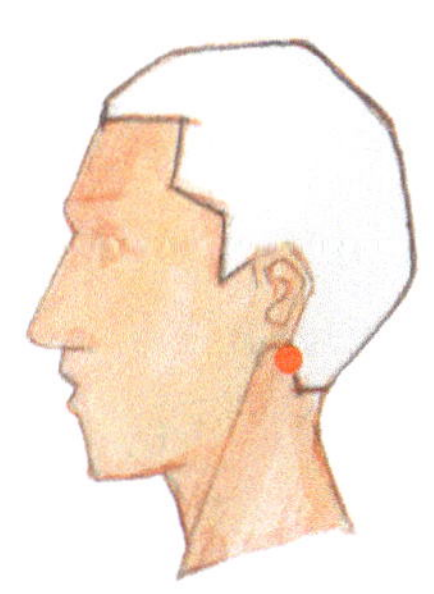

Sibai-Punkt

Blicke geradeaus. Unterhalb der Pupille, auf dem Rand des Wangenbeins, lässt sich der Sibai-Punkt ertasten. Das Akupressieren von Sibai stimuliert den Energiefluss und verbessert die Blutversorgung im Gehirn. Für die Therapie beide Seiten gleichzeitig 3-5 Mal täglich für etwa 3 Minuten kreisend drücken. Diese Übung hilft, Alzheimer nachhaltig vorzubeugen.

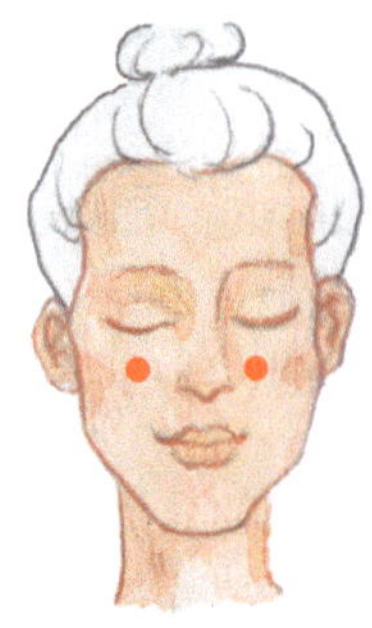

Yintang-Punkt

Yintang befindet sich zwischen den beiden Augenbrauen. Drücke auf den Punkt, bis ein eindeutiger Druckschmerz zu fühlen ist. Das Akupressieren von Yintang fördert die zerebrale Durchblutung, aktiviert die Gehirnzellen und verbessert das Gedächtnisvermögen. Wiederhole diese Übung 3-5 Mal täglich, je 5-10 Mal.

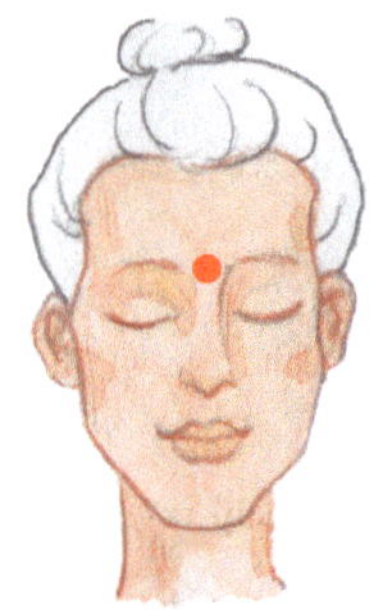

Shenmen-Punkt

Der Shenmen befindet sich auf Höhe der Handwurzel, auf der Handinnenseite des Handgelenks, in der Verlängerung zwischen kleinem und Ringfinger, neben der Sehne des kleinen Fingers. Drücke den Punkt für drei Sekunden und mache dann eine kurze Pause. Wiederhole diese Übung 100 Mal oder mehr. Insbesondere für Menschen über 50 ist es ratsam, gelegentlich Shenmen-Akupressur auszuüben, um Alzheimer vorzubeugen.

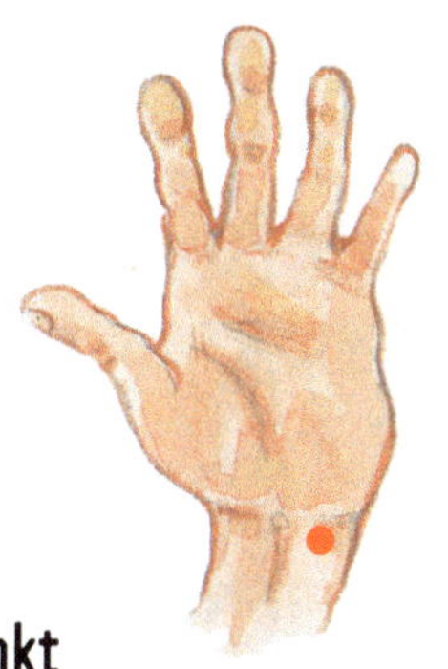

Weizhong-Punkt

Der Weizhong befindet sich in der Mitte der Vertiefung der Kniekehle. Drücke mit angemessener Kraft 10-20 Mal auf diesen Punkt, sodass es leicht schmerzt. Alternativ kannst Du mit der Faust 30-50 Mal leicht und rhythmisch auf den Punkt klopfen. Wiederhole diese Übung täglich. Das wirkt erfrischend und entspannt den Geist.

Hirnstammreflexzone am Fuß

Die Kleinhirn-Hirnstamm-reflexzone befindet sich auf der Unterseite des Fußes, an der Innenseite des großen Zehs. Das Akupressieren dieser Stelle, und zwar mehrmals täglich für jeweils 2-3 Minuten, kann Demenz vorbeugen. Solltest Du an der Außenseite des großen Zehs eine Schwiele entdecken und gleichzeitig feststellen, dass es sehr schmerzt, wenn Du den Kleinhirnreflexbereich berührst, dann sollten die Alarmglocken läuten! Es könnte sich um einen Vorläufer von Demenz handeln. Um Dich besser vor Alzheimer zu schützen, führe zusätzlich folgende Übung durch: Drücke mit dem Finger auf die Hirnstammreflexzone und fahre von dort aus täglich 100 Mal nach außen zur Außenkante des großen Zehs. Diese Übung aktiviert das Kleinhirn und eignet sich als gute Prävention gegen Alzheimer.

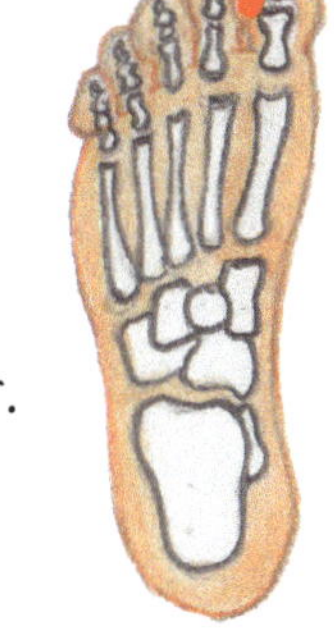

VERHALTENSINTERVENTIONEN:

Einfache Fingerübungen können die Alzheimer-Krankheit verhindern. Im Folgenden möchte ich Dir 4 zeigen:

1. Tief einatmen und dabei beide Hände zu Fäusten ballen. Beim Ausatmen streckst Du die Finger nacheinander, beginnend mit dem kleinen Finger.

2. Lege beide Handinnenflächen zusammen und presse alle zehn Fingerspitzen gegeneinander.

3. Drücke alle Finger einer Hand mit dem Daumen der anderen Hand nacheinander.

4. Reibe und ziehe die Haut aller Fingerknöchel nacheinander.

- Soziale Aktivitäten und komplexe Handwerksarbeiten fördern die Vitalität des Gehirns.

- Die Zunge ist das Vorläuferorgan des Gehirns. Die Zungennerven sind mit dem Gehirn verbunden. Ein deutliches Zeichen des Alterns ist die steife Zunge. Regelmäßige Zungenbewegungen können indirekt das Gehirn stimulieren, Hirnatrophie verhindern, den Körper stärken und Dich jung halten.

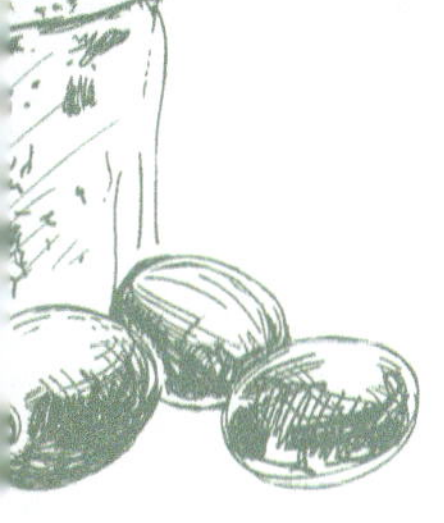

DIÄTETISCHE VORSCHLÄGE:

- Ginkgo Biloba (Saft oder Kapseln aus der Apotheke) ist sehr hilfreich für die Verbesserung des Gedächtnisvermögens;
- Frische Erdbeeren, Blaubeeren, Maulbeeren und Trauben helfen ebenfalls, das Gedächtnis zu verbessern;
- Gänseeier sind gut für die Gehirngesundheit und haben eine besonders Gedächtnis verbessernde Wirkung. Daher kann ein Gänseei täglich (in einer Schüssel schlagen, ein bisschen salzen und wie ein Rührei zubereiten), am besten morgens auf nüchternen Magen, positive Wirkungen erzielen;
- Cholesterinarme, zuckerarme und salzarme Diät hilft gegen Alzheimer. Meide tierische Fette und Zucker. Achte bei Deiner Ernährung auf die Balance von Eiweiß, Ballaststoffen, Vitaminen, Mineralstoffen. Ballaststoffreiche Lebensmittel wie Getreide und Hafer dürfen ebenfalls nicht fehlen. Gemüse, Obst, Bohnen, Pilze, Nüsse sind auch gut. Scharfe Gewürze sind dagegen zu meiden. Niemals zu viel essen.
- Rauchen und Alkoholkonsum sind schädlich. Menschen, die regelmäßig Alkohol trinken, neigen häufiger zu Demenz. Rauchen verursacht nicht nur vaskuläre Demenz, sondern auch andere gefährliche Krankheiten wie Herzinfarkt.

Angststörungen

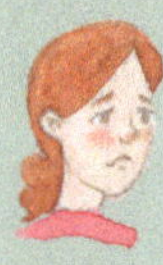

Ich schlafe in letzter Zeit schlecht. Es kommen mir oft unerklärlich alle möglichen Sorgen, begleitet von Magenschmerzen, Blähungen, Verstopfung oder Durchfall. Ich habe mich untersuchen lassen. Es stimmt alles mit meinem Gehirn und meinem Körper. Die Ärzte sagen, ich habe Angststörungen, und haben mir beruhigende Medikamente verschrieben. Die wirken zwar kurzzeitig, aber ich möchte nicht auf Dauer abhängig werden. Was soll ich tun?

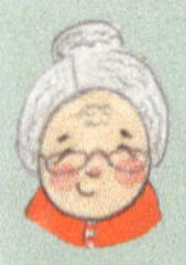

Angststörungen werden oft von Hyperaktivität des sympathischen Nervensystems begleitet. Der Magen-Darm-Trakt reagiert sehr empfindlich auf psychischen Stress, sodass sich Angststörungen zuerst in Form von gastrointestinalen Symptomen manifestieren, und in weiterer Folge auch negative Auswirkungen auf das Herz und andere innere Organe haben. Das kann schließlich zu Bluthochdruck und Herzerkrankungen führen.

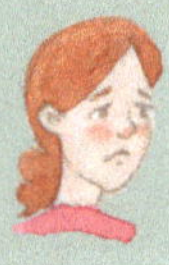

Was sind die Ursachen von Angststörungen?

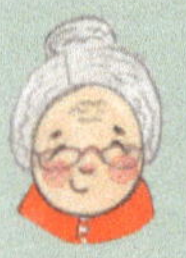

Angststörungen sind nicht vererbbar, haben aber eine familiäre Tendenz. Stress in der Arbeit, im Leben, oder die Einnahme bestimmter Medikamente für eine lange Zeit, können sehr schnell Angststörungen auslösen.

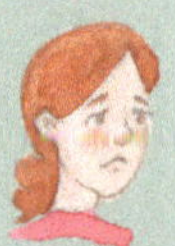

Gibt es in der TCM Möglichkeiten, Angststörungen zu lindern?

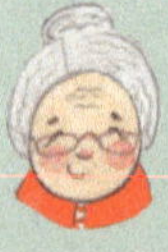

Die Stimulation der folgenden Akupunkturpunkte kann Angstzustände lindern:

Zhongchong-Punkt, Xin-Punkt (Herzpunkt) und Daling-Punkt

Alle drei Akupunkturpunkte befinden sich auf der Handinnenfläche. Der Zhongchong an der Spitze des Mittelfingers, der Xin-Punkt auf dem oberen Mittelfingergelenk, der Daling am Handgelenk zwischen den beiden Sehnen des Armes. Verwende ein Zahnstocherbündel (10 Zahnstocher, gebündelt mit Gummibändern), stimuliere die drei Punkte der linken Hand, indem Du 3 Sekunden drückst, eine kurze Pause machst, wieder 3 Sekunden drückst. Stimuliere jeden Punkt etwa 20 Mal, und wiederhole den Vorgang 1-3 Mal täglich. Diese Methode kann Angst lindern und die Gemütslage verbessern.

Laogong-Punkt

Balle die Hand zu einer Faust. Die Stelle, auf die die Mittelfingerspitze zeigt, ist der Laogong-Punkt.
Massiere diesen Punkt 10 Minuten lang mit einem Finger der jeweils anderen Hand. Wiederhole diese Übung mehrmals pro Tag. Das löst Sorgen und heitert auf.

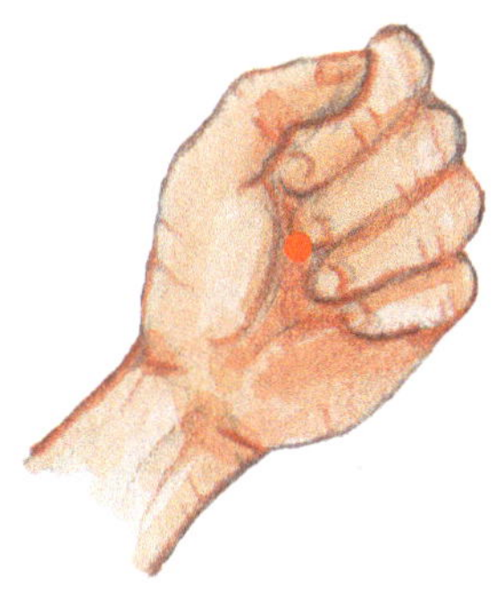

Große Zehen

Ungeduldige Menschen neigen dazu, sich schnell aufzuregen und sind anfällig für Angststörungen. Das häufige Akupressieren der großen Zehen kann die Erregung des Zwischenhirns hemmen und die Energiezirkulation des Gehirns normalisieren. Drücke jeden großen Zeh mit Deinem Daumen von der Seite der Fußsohle ca. 20 Mal und wiederhole das 1-3 Mal täglich

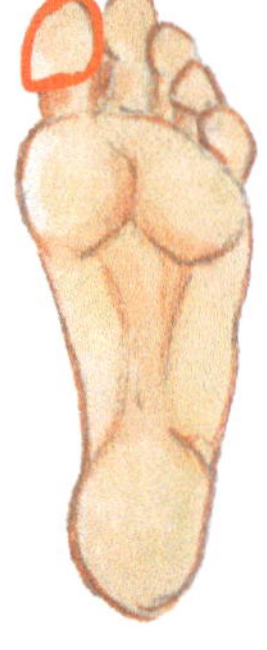

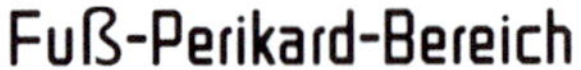

Fuß-Perikard-Bereich

Drücke mit dem Daumen den Perikard-Bereich. Dieser ist in der Mitte des Fußes zu finden. Wiederhole den Vorgang je 20 Mal pro Fuß, 1-3 Mal täglich. Das kann Angststörungen schnell lindern.

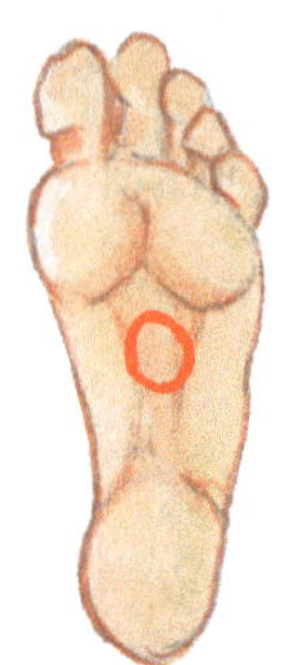

LEBENSMITTEL, DIE GUT GEGEN ANGSTSTÖRUNGEN WIRKEN:

- Vitamine: Vitamin B1 und Oryzanol
- Obst: Äpfel, Bananen, Kirschen
- Gemüse: Grünes Gemüse (reich an Vitaminen und Folsäure)
- Hirse (enthält Serotonin)
- Rosen Tee (Aroma)
- Fleisch (reich an Eisen)

Wutanfall

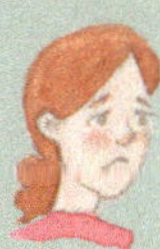

Ich kann meine Laune nicht kontrollieren und rege mich wegen Kleinigkeiten rasch auf. Das ist nicht nur schlecht für meine Gesundheit, sondern schadet auch meinen Mitmenschen und verursacht manchmal sogar schlimme Folgen für mich und mein Umfeld. Was kann ich nur dagegen tun?

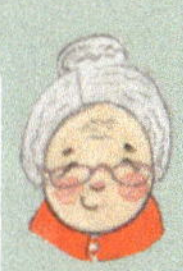

Das klingt ganz nach einer mürrischen Störung – auch als Wutanfall bekannt. Gerade im Westen wird oft gesagt, dass dieses Verhalten Teil des Charakters und daher schwer zu ändern sei. Mit Hilfe einiger TCM-Methoden kann man dieses Verhalten aber häufig unterdrücken, mildern und langfristig sogar ganz beseitigen. Hierfür solltest Du folgende Akupunkturpunkte regelmäßig behandeln:

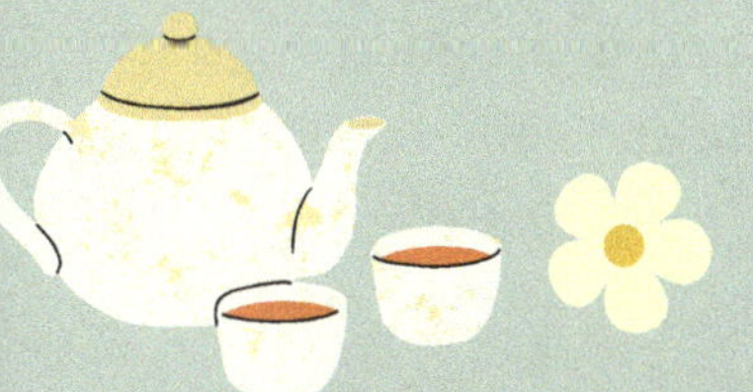

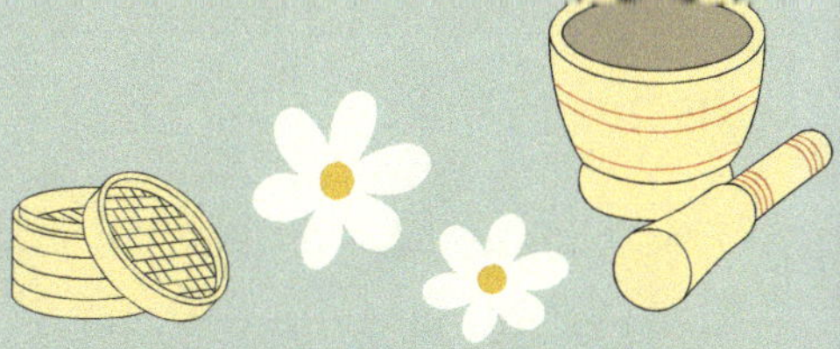

Dazhui-Punkt

Den Dazhui findest Du im Sitzen, wenn Du Deinen Kopf senkst. Die Vertiefung unterhalb des höchsten Punkts des Nackens (siebter Halswirbel) ist der Dazhui. Drücke einige Sekunden mit einem beliebigen Finger sanft auf den Punkt und lasse langsam los. Wiederhole diese Übung 10-15 Mal, am besten mehrmals am Tag. Wenn Du die Möglichkeit dazu hast, dann lasse Dich von einem TCM-Arzt am Dazhui-Punkt akupunktieren. Das ist noch effektiver.

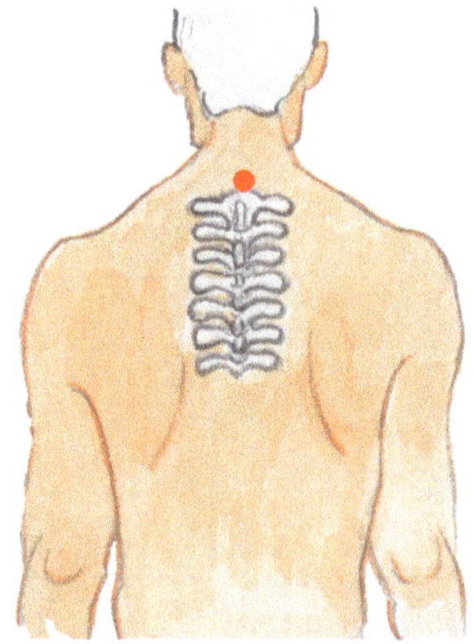

Neiguan-Punkt

Der Neiguan befindet sich auf der Handinnenseite des Handgelenks, drei Fingerbreiten von der Handwurzel entfernt, in der Aussparung der beiden Sehnen. Taste so lange in dem Bereich, bis Du den Schmerzpunkt findest. Drücke den Punkt 1 Minute lang und wiederhole die Übung an beiden Händen mehrmals.

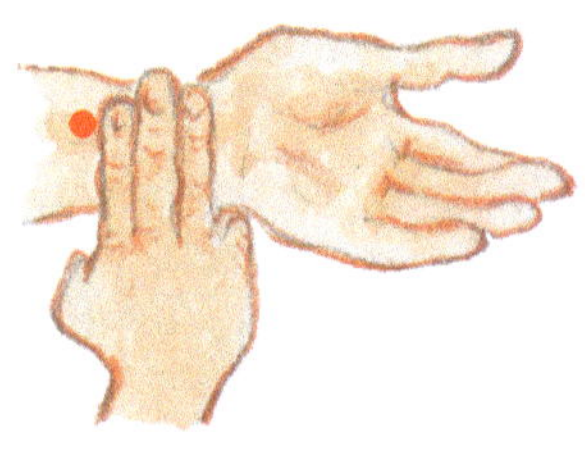

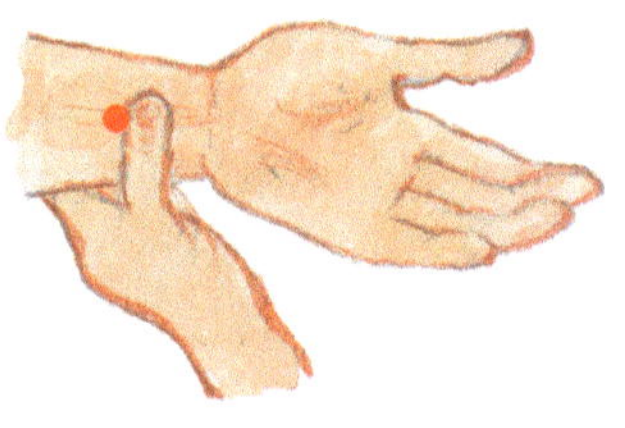

Taichong-Punkt

Der Taichong befindet sich in der Lücke zwischen dem großen und zweiten Zeh. Reibe mit dem Daumen oder Zeigefinger von unten nach oben entlang dieser Aussparung. Der Druckschmerz sollte deutlich spürbar sein.

Reibe an jedem Fuß 2-5 Minuten, und wiederhole die Übung mehrmals. Diese Behandlung wirkt sehr beruhigend.

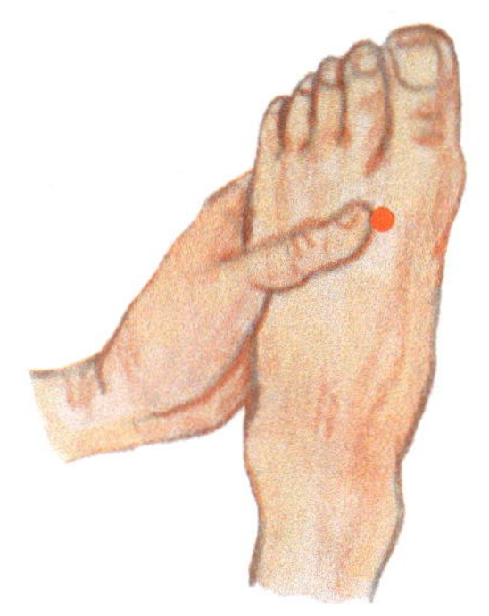

Weitere Tipps von Oma Ling

die gegen Wutanfälle helfen können:

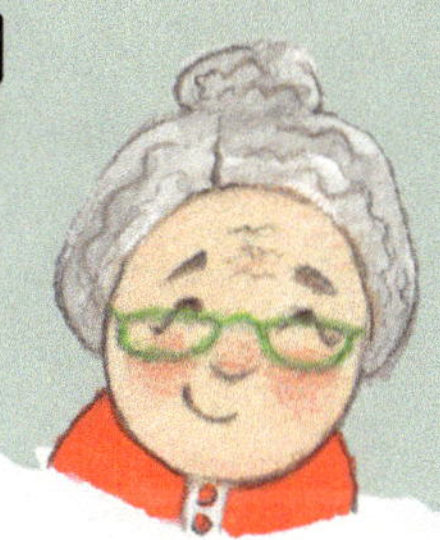

01

Bücherlesen und Musikhören verbessern die innere Balance. Auch der regelmäßige Umgang mit Blumen und Pflanzen entfaltet eine positive Wirkung für Körper und Geist.

02

Wenn Du einen Wutanfall bekommst, atme tief durch, bleib 10 Minuten ruhig sitzen und drücke dabei den Neiguan-Punkt. Das wird Dich schnell wieder beruhigen.

03

Der Dazhui-Punkt sollte weder Wind noch Kälte ausgesetzt werden.

Hypertonie (Bluthochdruck)

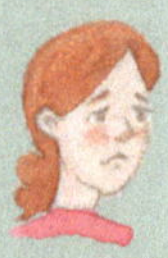

Ich habe einige Freunde, die Bluthochdruck haben. Bei manchen sind die Werte gar nicht so hoch und trotzdem leiden sie oft unter Kopfschmerzen, Schwindel, Tinnitus und Herzklopfen. Andere Freunde von mir wiederum weisen keine Symptome auf, obwohl ihre Werte recht hoch sind. Weißt Du, warum?

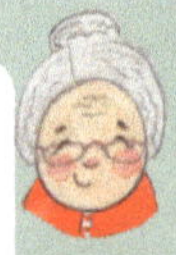

Wenn die Ergebnisse einer Langzeit-Blutdruckmessung (24 Stunden) über 140/90mmHg liegen, spricht man von Bluthochdruck. Es gibt Menschen, die spüren bei einem Blutdruck von 200 noch gar nichts, während andere bei 120 bereits ohnmächtig werden. Es ist häufig nicht so entscheidend wie hoch der Blutdruck ist, um diesen zu spüren, solange die Blutgefäße gesund und stark genug sind, um den hohen Blutdruck standzuhalten. Das heißt jedoch nicht, dass diese Person gesund ist.

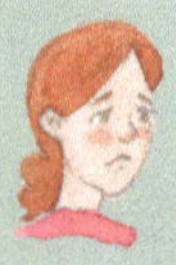

Was verursacht Bluthochdruck?

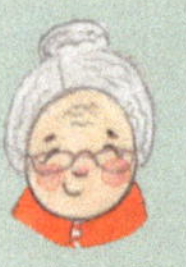

Bluthochdruck hat in der Regel keine klare Ursache. Nicht selten führt Arteriosklerose (Verkalkung der Blutgefäße) zur Beeinträchtigung der Blutzirkulation und erhöhtem Blutdruck. Arteriosklerose kann viele Gründe haben: übermäßiger Fleischkonsum, Müdigkeit, Nervosität, Alkoholkonsum, Nikotinsucht, Kälte, übermäßiges Essen, salziges Essen, Verstopfung und andere. Bluthochdruck ist aber auch vererbbar, insbesondere essenzielle Hypertonie (Bluthochdruck ohne erkennbare Ursache).

Hypertonie (Bluthochdruck)

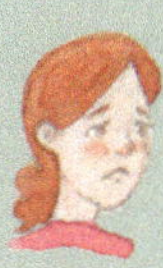

Muss man den Bluthochdruck behandeln lassen, auch wenn man keine Symptome hat?

Um Folgeschäden an Herz, Gehirn, Nieren und Augen zu vermeiden, sollte Bluthochdruck immer behandelt werden, unabhängig davon, ob Symptome auftreten oder nicht.

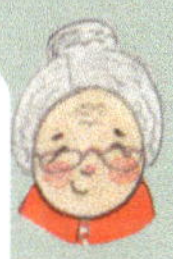

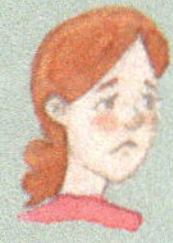

Gibt es Möglichkeiten, Bluthochdruck mit TCM zu behandeln?

Das Akupressieren folgender Akupunkturpunkte kann dabei unterstützen, den Blutdruck zu regulieren:

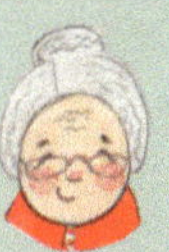

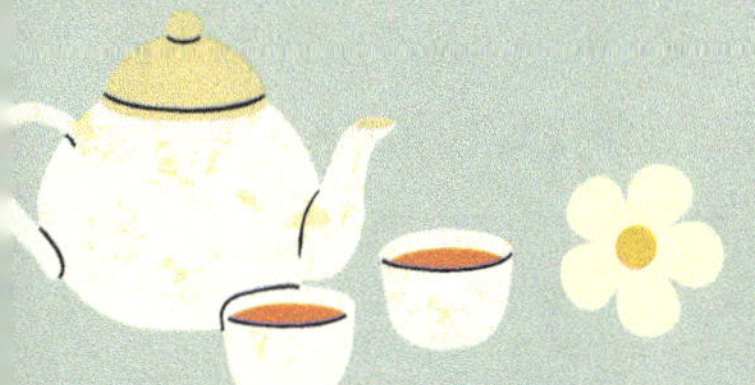

Fengfu-Punkt und Fengchi-Punkt

Beide Akupunkturpunkte befinden sich am Hinterkopf. Fengfu ist in der Mitte des Hinterkopfes. Fährt man mit den Fingern am Hinterkopf von oben nach unten, liegt der Fengfu in der ersten Vertiefung. Die beiden Fengchi-Punkte befinden sich symmetrisch links und rechts in den Vertiefungen parallel zu den Ohrläppchen. Sie sind auf beiden äußeren Seiten der großen Sehne am Hinterkopf zu ertasten. Akupressiere Fengfu und Fengchi je 1-3 Minuten lang und wiederhole den Vorgang 1-3 Mal pro Tag.

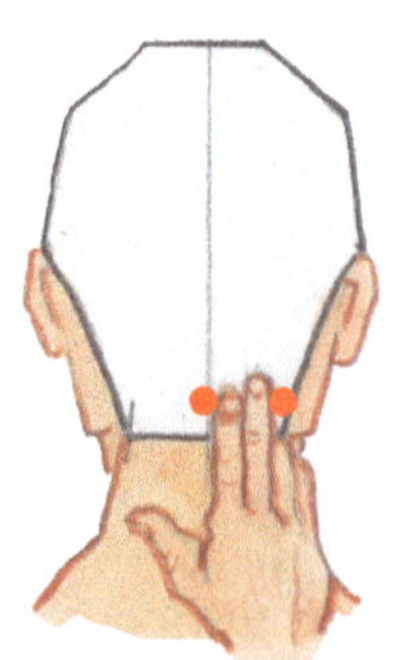

Taichong-Punkt

Der Taichong befindet sich in der Lücke zwischen dem gro-ßen und zweiten Zeh. Reibe mit dem Daumen oder Zeige-finger von unten nach oben entlang dieser Aussparung. Der Druckschmerz sollte deut-lich spürbar sein.

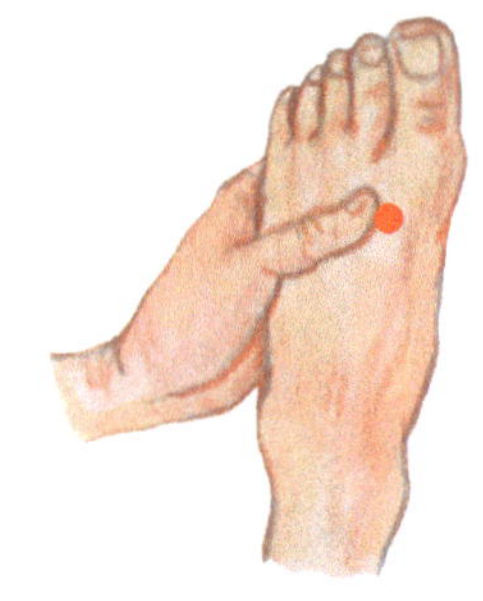

Taixi-Punkt

Den Taixi findest Du in der Vertiefung hinter dem Knöchel an der Innenseite des Fußes. An dieser Stelle ist das Pulsieren der Arterie spürbar. Beim Drücken von Taixi sollte neben Druckschmerz auch etwas Taubheit entstehen.

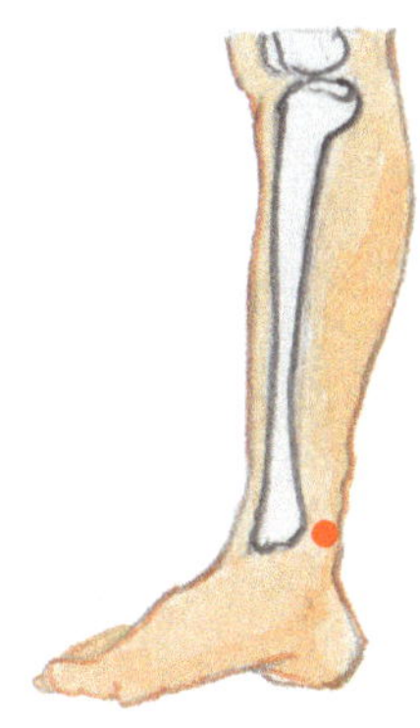

Kontinuierliches Akupressieren der obigen drei Akupunkturpunkte (und zwar 1-3 Minuten pro Punkt, 1-3 Mal pro Tag) kann dazu beitragen, den Blutdruck nach etwa zwei Monaten zu normalisieren.

Quchi-Punkt

Sitze aufrecht und beuge den Ellenbogen, sodass ein 90 Grad Winkel entsteht. In der Vertiefung am äußeren Ende der Falte zwischen Ober- und Unterarm findest Du den Quchi. Drücke diesen Punkt kreisend mit Zeige- und Mittelfinger oder punktuell nur mit dem Daumen. Wende ausreichend Kraft an, um eine Tiefe von 1 cm zu erreichen.

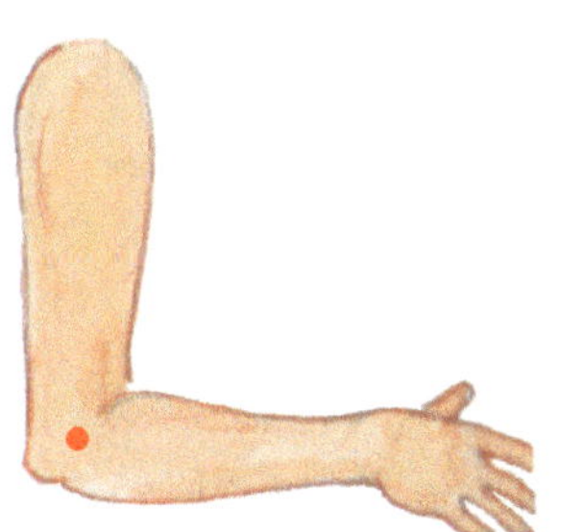

Zone zur Blutdrucksenkung am großen Zeh

Der untere Bereich des großen Zehs gehört zur Zone für Blutdrucksenkung am Fuß. Diese Zone zu akupressieren kann schon nach 5 Minuten eine signifikante Blutdrucksenkung bewirken. Drücke mit dem Daumen ganz fest auf den großen Zeh und zwicke dabei den Bereich mindestens 30 Mal. Wiederhole den Vorgang 1-3 Mal am Tag.

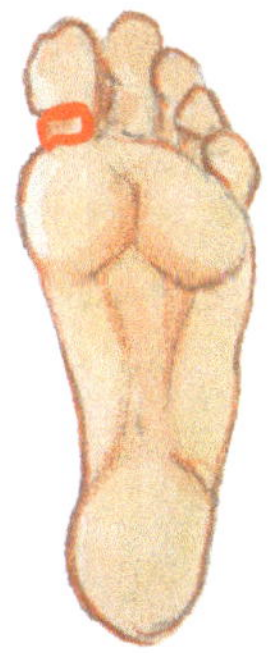

Zone zur Blutdrucksenkung an der Fußsohle

Viele Blutgefäße des Nervensystems laufen in der Mitte des Fußes zusammen. Diesen Bereich zu stimulieren, fördert die Durchblutung und senkt den Blutdruck. Massiere die rechte Fußsohle mit der Handfläche der linken Hand und die linke Fußsohle mit der Handfläche der rechten Hand, je 100 Mal. Wenn der Blutdruck ansteigt, schlage mit der Faust morgens und abends je 100 Mal auf den Bereich. Auf Dauer kann diese Praktik eine erhebliche Wirkung entfalten und den Blutdruck stabilisieren.

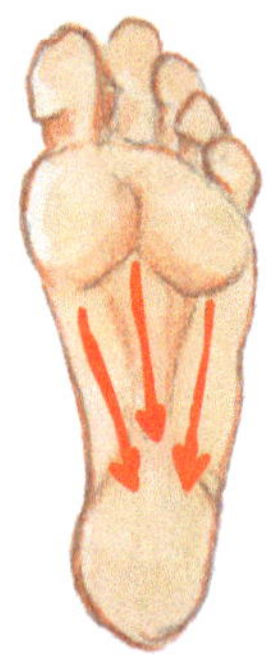

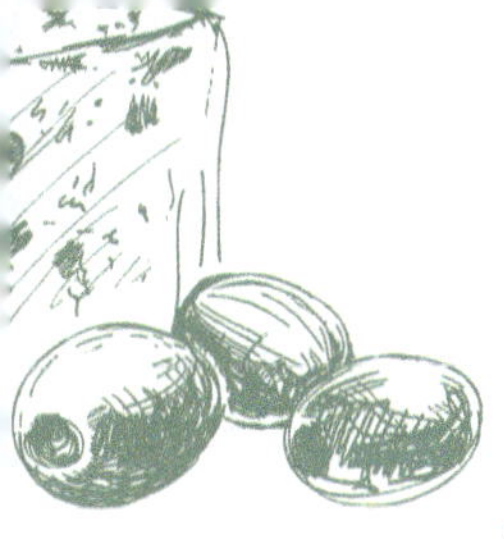

DIÄTETISCHE VORSCHLÄGE:

- Eine Handvoll Erdnussschalen 2-3 Minuten lang kochen und den Tee daraus trinken. Das hilft dabei, Bluthochdruck, koronare Herzkrankheit und Arteriosklerose zu verbessern.

- Frischgepresster Apfelsaft kann helfen, den Blutdruck zu senken. Wenn möglich 3 Mal täglich je ca. 100ml trinken.

- Zwiebeln enthalten Quercetin. Quercetin kann helfen, den Blutdruck zu senken. Daher sind Zwiebeln, roh oder in Speisen zubereitet, gut als ergänzende Diät geeignet.

- Bananenschalen helfen ebenfalls gegen Bluthochdruck. Verzehr: 30-60 g frische Bio-Bananenschale 2-3 Minuten in Wasser kochen und den Tee anschließend trinken.

- Die weißen Fäden in Orangenschalen wirken blutdrucksenkend. Verzehr: entweder 3-5 g davon nehmen, 2-3 Minuten in Wasser kochen und anschließend essen, oder direkt roh zerkauen.

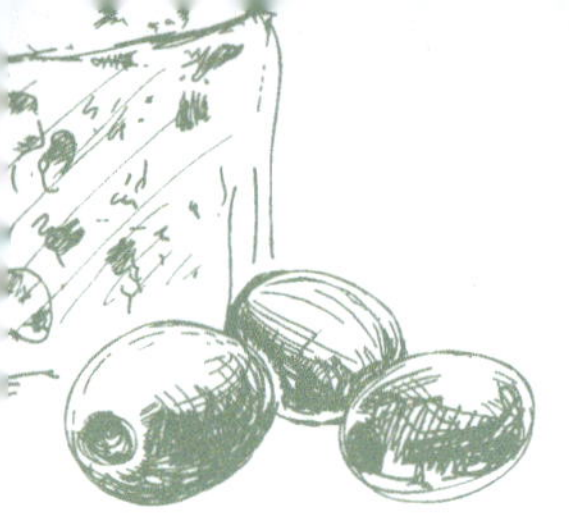

- Platanenblättern wird ebenfalls eine blutdrucksenkende Wirkung nachgesagt. Die frischen Blätter waschen und täglich 15 g in 600 ml Wasser so lange kochen, bis sich die Flüssigkeit auf die halbe Menge reduziert hat. Den Tee 3 Mal am Tag nach und nach trinken.

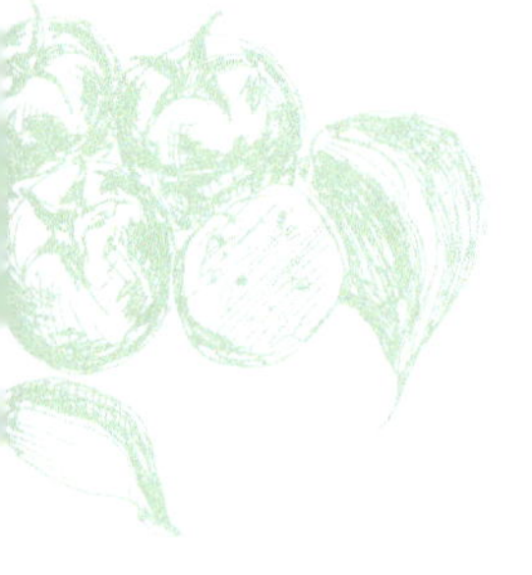

- Ginkgoblätter helfen zur Blutdrucksenkung. 15 g davon mit kochendem Wasser begießen, einige Minuten ziehen lassen und den Tee trinken. Diese Methode zeigt bei vielen Betroffenen bereits nach einem halben Monat positive Effekte.

Weitere Tipps von Oma Ling

um die Heilung von Hypertonie (Bluthochdruck) zu unterstützen:

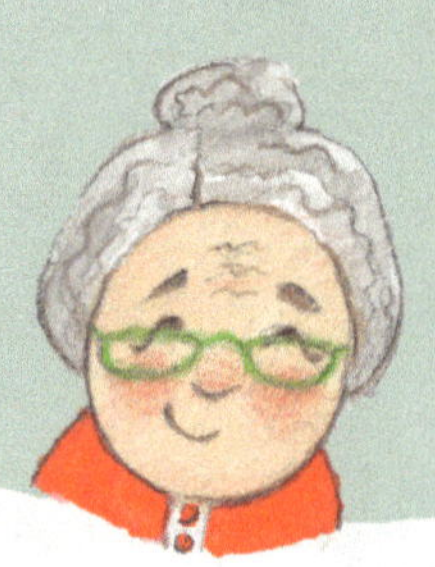

01

Für Patienten mit hohem Blutdruck sind neben der regelmäßigen Einnahme von blutdrucksenkenden Medikamenten, eine ausgewogene Ernährung (viel Gemüse, Obst, Meeresgewächse, salzarm, fettarm), die Gewichtskontrolle und körperliche Bewegung wichtig, um den Blutdruck unter Kontrolle zu halten.

02

Menschen mit hohem Blutdruck sollten Ärger, Wut, Aufregung und Stress unbedingt vermeiden. Steigt der Blutdruck in kurzer Zeit zu stark an, könnte nämlich ein Schlaganfall verursacht werden. Für solch einen Notfall ist es wichtig, sich die Aderlass-Erste Hilfe Methode (siehe „Schlaganfall") zu merken.

Hypotonie (Blutniederdruck)

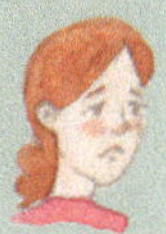

Mein Blutdruck liegt konstant unter 90/60 mmHg. Bei mir wurde Hypotonie diagnostiziert. Was könnte die Ursache dafür sein?

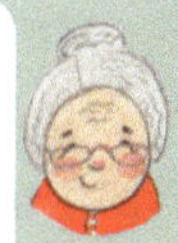

Chronische asymptomatische Hypotonie, die nicht als Krankheit gilt, kommt beispielsweise bei Personen mit zartem Körperbau besonders häufig vor. Die klassische Hypotonie wird meist durch starke Blutungen, Herzinfarkt, Infektionen, Dehydrierung, Anämie, oder Fieber verursacht. Hypotonie kann aber auch auf genetische Faktoren, Unterernährung und die Einnahme bestimmter Medikamente zurückzuführen sein.

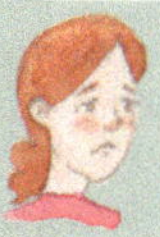

Welche Art von Hypotonie muss behandelt werden?

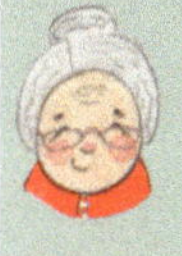

Chronische asymptomatische Hypotonie muss nicht grundsätzlich behandelt werden, solange keine Beschwerden wie beispielsweise Schwindelanfälle auftreten. Man sollte allerdings gut auf sich aufzupassen und allgemeine Gesundheitstipps beachten (z.B. ausreichend Bewegung, bei starkem Schwitzen etwas Salzwasser trinken, um den Mineralienhaushalt auszubalancieren, usw.). Krankheitswertige Hypotonie hingegen sollte möglichst rasch behandelt werden. Diese liegt vor, wenn die Blutversorgung für Gehirn, Herz, Niere und andere wichtige Organe beeinträchtigt ist, und/oder Symptome wie Schwindel, Tinnitus, kalte Hände und Füße, allgemeine Müdigkeit, verschwommenes Sehen, Konzentrationsschwäche, oder Anämie auftreten.

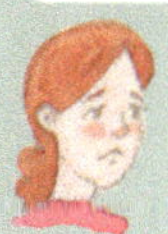

Gibt es Behandlungsmöglichkeiten für Hypotonie in der TCM?

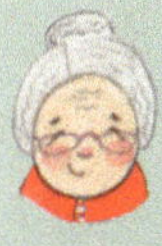

Hypotonie ist eine häufige Erkrankung. Derzeit gibt es noch keine spezifische Heilungsmethoden, aber mithilfe von TCM können die Symptome gemildert werden. Dabei sind folgende Akupunktur-Punkte wichtig:

Baihui-Punkt

Der Baihui ist in der Vertiefung am Schnittpunkt der Mittellinie des Kopfes und der Verbindung zwischen den Spitzen der beiden Ohren zu finden. Drücke mit dem Mittelfinger auf den Baihui und massiere sanft 1-3 Minuten. Wiederhole den Vorgang 1-3 Mal täglich.

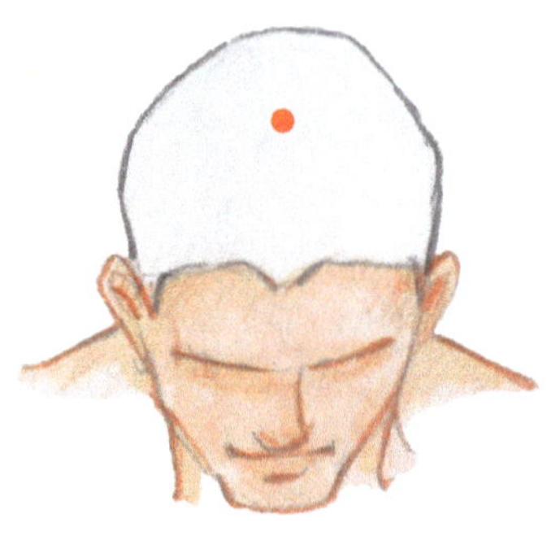

Suliao-Punkt

Der Suliao befindet sich genau in der Mitte der Nasenspitze. Kneife, ziehe und massiere die Nasenspitze mit Daumen, Zeigefinger und Mittelfinger für 1-3 Minuten, und wiederhole den Vorgang 1-3 Mal täglich.

Wende dabei genügend Kraft an, sodass Du leichte Schwellungsschmerzen spürst. Je stärker die Stimulation, umso schneller steigt der Blutdruck.

Neiguan-Punkt

Der Neiguan befindet sich auf der Handinnenseite am Handgelenk, drei Finger unterhalb der Handwurzel, zwischen den beiden Sehnensträngen. Ertaste den Schmerzpunkt, indem Du mit dem Daumen der anderen Hand in der Gegend drückst. Akupressiere den Neiguan an jedem Arm mehrmals pro Tag für jeweils 1 Minute.

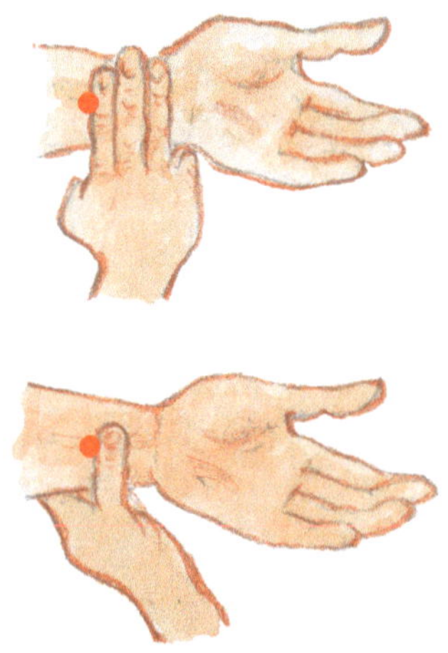

Zhongwan-Punkt

Der Zhongwan befindet sich mittig zwischen der Brustbein-Unterkante und dem Nabel. Drücke auf dem Rücken liegend zuerst den Zhongwan mit dem Daumen oder Mittelfinger für 1 Minute und massiere ihn anschließend im und gegen den Uhrzeigersinn für jeweils 1 Minute. Idealerweise sollen dabei Druckschmerzen spürbar sein. Wiederhole die Übung 1-3 Mal täglich.

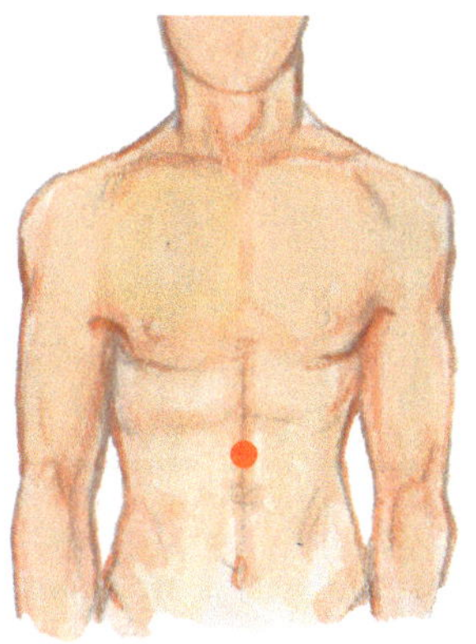

Guanyuan-Punkt und Qihai-Punkt

Guanyuan und Qihai befinden sich beide auf der vorderen Mittellinie des Körpers.

Der Guanyan ist 4 Querfinger unterhalb des Nabels zu finden, der Qihai in der Mitte zwischen dem Guanyuan und dem Bauchnabel. Hast Du die Punkte ausfindig gemacht, massierst Du mit der Handinnenfläche beide Punkte gleichzeitig sanft im Uhrzeigersinn. Bleib dabei nicht nur an der Oberfläche, sondern bewege Deinen gesamten Bauch. Massiere am besten abends vor dem Schlafengehen und morgens nach dem Aufwachen jeweils 100 Mal.

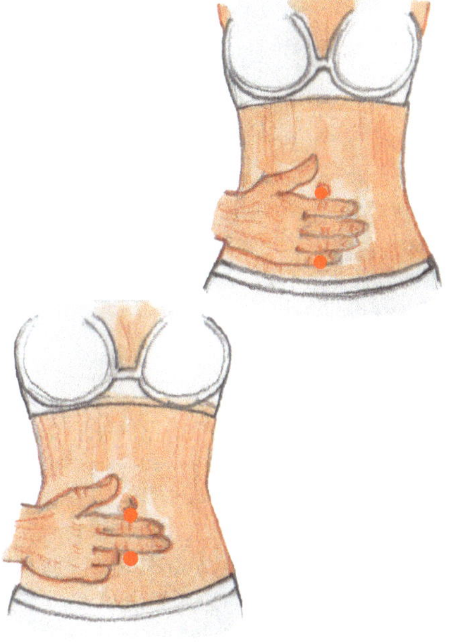

Weitere Tipps von Oma Ling

um die Heilung von Hypotonie (Blutniederdruck) zu unterstützen:

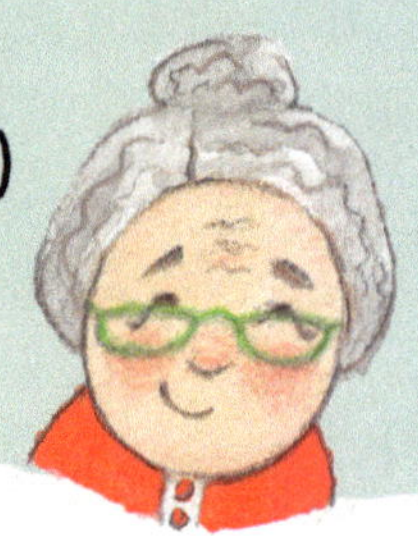

01

Um Hypotonie zu behandeln, ist es entscheidend, die Herzfunktion zu verbessern. Wenn sich die Zehenkuppe des Mittelzehs hart anfüllt, könnte dies ein Zeichen für eine unzureichende Herzfunktion sein. Massiere den Mittelzeh häufig sanft, bis die Zehenkuppe zunehmend weicher wird. Das hilft, die Herzfunktion zu verbessern.

02

Menschen mit niedrigem Blutdruck sollen bei der Ernährung proteinreiche und nährstoffreiche Lebensmittel vorziehen. Das hilft, den Blutdruck zu erhöhen.

03

Sich die Haare regelmäßig zu kämmen, stimuliert die Nervenpunkte am Kopf. Das fördert die Durchblutung und erhöht den Blutdruck. Haarbürste oder Kamm sollten jedoch nicht zu scharf bzw. spitz sein.

Amblyopie (Sehschwäche)

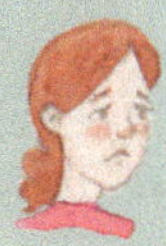

Meine 5-jährige Tochter geht noch in den Kindergarten. Die Betreuerin hat mir neulich berichtet, dass sie in letzter Zeit oft die Augen zukneift, die Stirn runzelt, den Kopf neigt, oder sich Gegenständen stark nähern muss, um sie besser zu sehen. Mir wurde außerdem mitgeteilt, dass sie im Vergleich zu anderen Kindern weniger sozial und lernfähig ist. Was ist mit ihr los?

Das klingt ganz nach Amblyopie. Du solltest mit ihr möglichst bald zum Augenarzt gehen. Amblyopie muss rechtzeitig diagnostiziert und behandelt werden, um dem Kind lebenslange Nachteile zu ersparen.

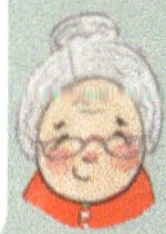

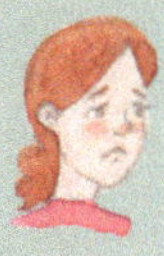

Was ist Amblyopie?

Amblyopie, auch Sehschwäche genannt, ist eine häufige Augenerkrankung bei Kindern. Die Krankheitsfälle treten in der Regel vor dem 8. Lebensjahr auf. Der Begriff Amblyopie bezeichnet das entwicklungsbedingte Defizit des Formensehens. Das ist eine Unfähigkeit des Gehirns, die von den Augen gesendeten Bilder richtig zu verarbeiten. Es gibt viele Gründe für Amblyopie. Dazu gehören starke Kurzsichtigkeit, starke Weitsichtigkeit, Hornhautverkrümmung, seitenungleicher Brechungsfehler, einseitiges Schielen, angeborene Trübung der Linsen, oder Fehlbildungen (z.B. herabhängendes Oberlid).

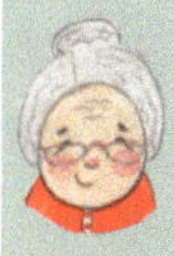

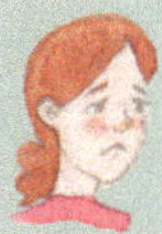

Kann Amblyopie geheilt werden? Gibt es Hilfsmethoden in der TCM?

Das beste Alter für die Behandlung von Amblyopie ist in der Kindheit. Je früher es erkannt wird, desto höher die Heilungschancen. Die Behandlung von Amblyopie ist langwierig. Unterstützend können folgende TCM-Methoden angewendet werden:

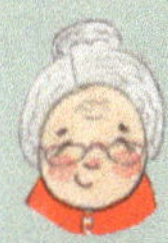

Zanzhu-Punkt/Yuyao-Punkt/Sizhukong-Punkt

Diese drei Akupunkturpunkte befinden sich auf den Augenbrauen: Der Zanzhu befindet sich am Anfang der Augenbraue, in der Vertiefung nahe der Nasenbasis. Der Yuyao in der Mitte und der Sizhukong in der Vertiefung am Ende der Augenbraue. Jeder dieser Punkte muss genau ertastet werden. Nur wenn Druckschmerzen zu spüren sind, bist Du an der richtigen Stelle.

Dein Kind soll sich aufrecht hinsetzen, oder auf dem Rücken liegen. Anschließend drückst Du mit Deinem Daumen oder Zeigefinger in kreisender Bewegung auf die genannten Punkte. Alternativ kann das Kind seine Augenbrauen auch selbst druckmassieren (diese Methode ist einfacher). Eine gute Technik ist, mit dem gebogenen Zeigefinger einmal die Augenbraue zu streifen, vom Zanzhu über Yuyao in Richtung Sizhukong. Beim Sizhukong angekommen, den Punkt abschließend mit dem Daumen fest drücken.

Mache diese Übung mehrmals am Tag, je 1-3 Minuten pro Punkt. Und wende dabei ausreichend Kraft an. Nur so ist die Wirkung gegeben.

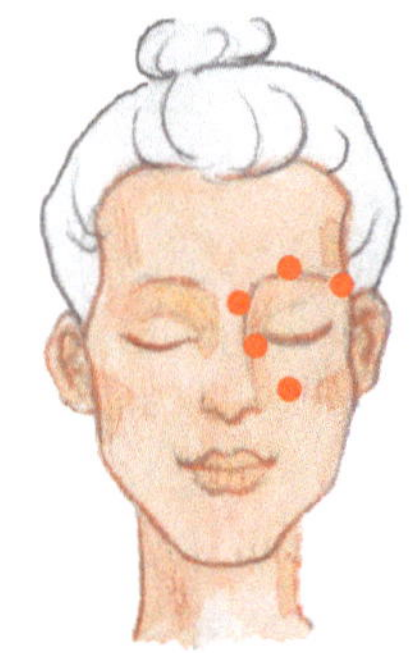

Jingming-Punkt

Der Jingming befindet sich auf der Innenseite des Auges, in einer Vertiefung etwas über dem inneren Augenwinkel. Drücke mit Daumen und Zeigefinger auf die beiden Punkte, achte darauf, dass dabei unbedingt Schmerzgefühl entstehen muss. Führe die Übung mehrmals am Tag, je 1-3 Minuten lang durch.

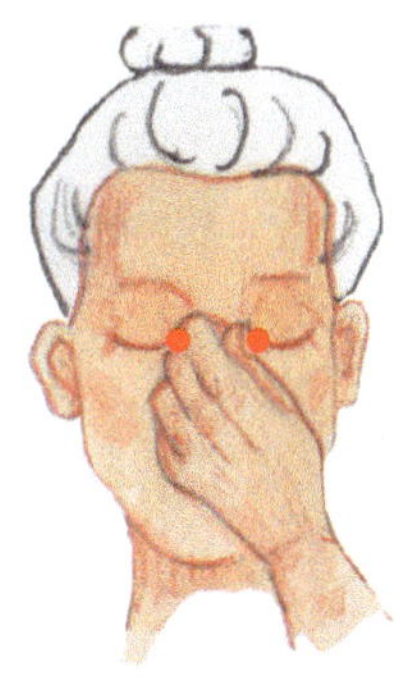

Die oben genannten Akupunkturpunkte regelmäßig zu drücken, macht die Augen klar und spendet dem Körper Energie. Auf Dauer kann sogar die Sehkraft verbessert und der Stoffwechsel angekurbelt werden. Diese Methode hat eine positive Wirkung auf verschiedene Augenerkrankungen. Auch eine Langzeitwirkung ist gegeben.

Dagukong-Punkt/Mingyan-Punkt/Fengyan-Punkt

Diese drei Akupunkturpunkte befinden sich auf der Rückseite am Daumen: Der Dagukong in der Mitte des Interphalangealgelenks, der Mingyan nah am Zeigefinger, und der Fengyan am radialen Rand.

Mingyan und Fengyan können Augenermüdung und akute Bindehautentzündung lindern, während Dagukong alle Augensymptome verbessern kann. Verwende den Daumennagel der anderen Hand, um die drei Akupunkturpunkte nacheinander zu stimulieren. Mache die Übung mehrmals täglich für je 1-3 Minuten. Eine dauerhafte Behandlung bringt häufig eine spürbare Besserung der Sehkraft.

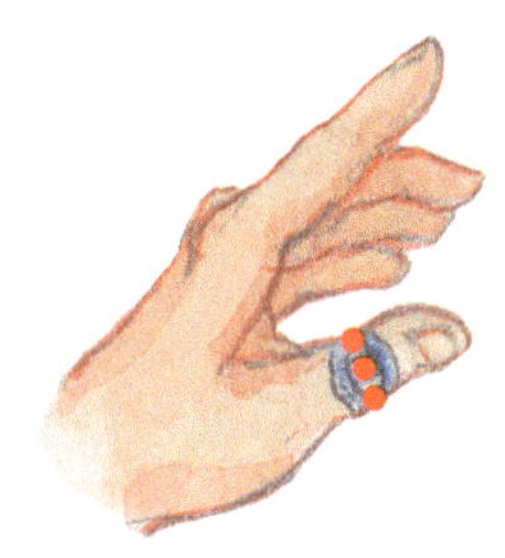

Augenreflexzone am Fuß

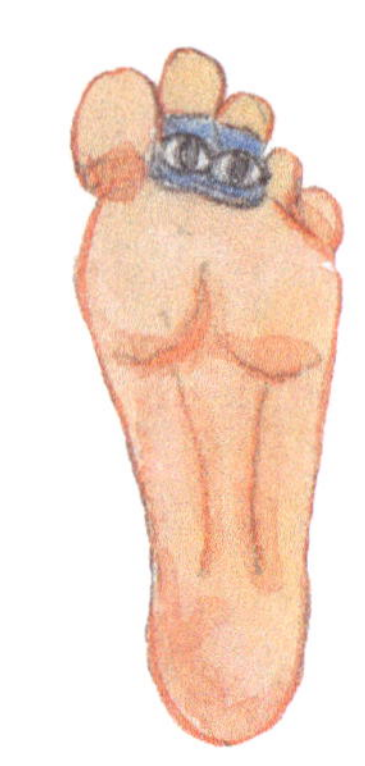

Die Augenreflexzone am Fuß findest Du an der zweiten und dritten Zehe beider Füße, und zwar sowohl am Fußrücken als auch an der Fußsohle. Fixiere den Fuß mit einer Hand, balle die andere Hand zur Halbfaust und drücke mit dem Zeigefingergelenk je 1 Minute lang auf die Stellen. Wiederhole die Übung mehrmals täglich. Diese Methode kann Bindehautentzündungen, Hornhautentzündungen, Kurzsichtigkeit, Alterssichtigkeit, Grüner Star, Grauer Star, Fundus-Blutungen und andere Augenkrankheiten behandeln.

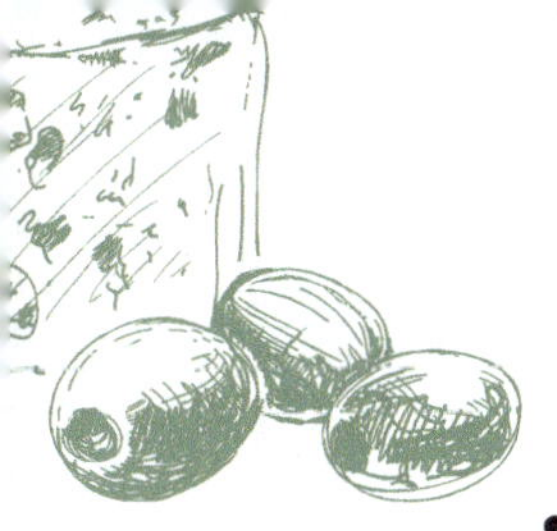

DIÄTETISCHE VORSCHLÄGE:

- Frisches Obst und Gemüse, Lebensmittel mit hochwertigem Protein, Kalzium (wie Garnelen, Sojabohnen, Milch, Erdnüsse, usw.) und Vitamin A (wie Schweineleber, Eigelb) sollten bevorzugt werden. Riboflavin (aus der Vitamin B Familie) ist wichtig für Kinder mit Amblyopie und ist in Trockenkäse, magerem Fleisch und Eiern enthalten.

- Eine angemessene Ergänzung von Vitamin B2, Vitamin B12, Vitamin C, Lebertran und Mineralien ist von Vorteil. Getreide (Hirse, Weizenkleie, Hafer usw.), Karotten, Zucchini, Tomaten und Äpfel begünstigen die Entwicklung von Netzhautnerven.

- Lutein ist ein Spurenelement und Coenzym, gleichzeitig auch ein wichtiger Nährstoffbestandteil der Netzhaut. Kinder mit Amblyopie sollten etwas Lutein -Ergänzung erhalten. Sie ist für die Entwicklung des Fundus von Vorteil.

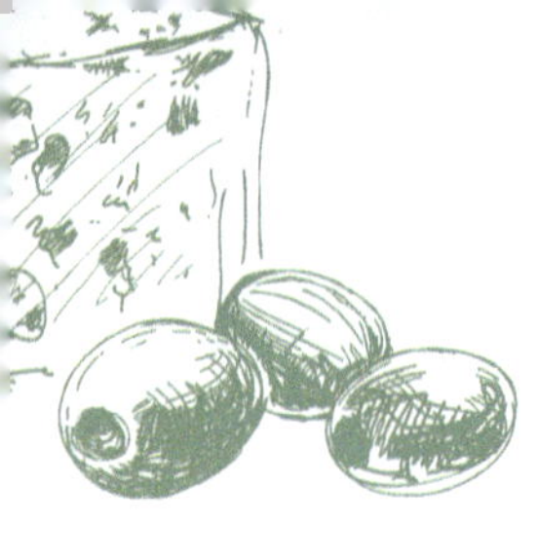

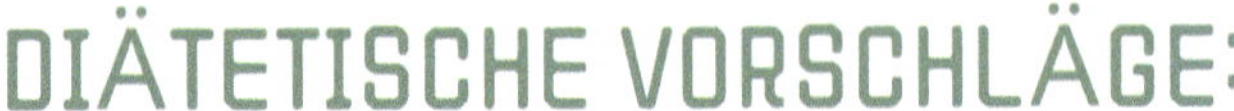

DIÄTETISCHE VORSCHLÄGE:

- Zeaxanthin kann ultraviolette Reizungen reduzieren und den Sehnerv schützen. Die meisten Lebensmittel sind arm an Zeaxanthin, mit Ausnahme von Goji-Beeren, die einen hohen Gehalt an Zeaxanthin aufweisen. Daher ist die Augenschutzwirkung von Gojibeeren sehr gut.

- Hühnerherz ist reich an Protein, hilft, das Kalium/Natriumgleichgewicht aufrechtzuerhalten, Ödeme zu beseitigen, die Immunität zu verbessern, den Blutdruck zu senken und Anämie zu lindern, und begünstigt daher das Wachstum und die Entwicklung von Kindern. Hühnerleber ist außerdem reich an Kalzium, Phosphor, Zink, Eisen, Vitamin A und B. Diese Vitamine und Mineralien schützen die Augen, erhalten das Sehvermögen und können Trockenheit und Müdigkeit der Augen vorbeugen.

- Regelmäßiger Verzehr von Sesam kann das Sehvermögen verbessern, die Ermüdung der Augen lindern und die Behandlung von Nachtblindheit unterstützen.

Weitere Tipps von Oma Ling

um die Heilung von Amblyopie (Sehschwäche) zu unterstützen:

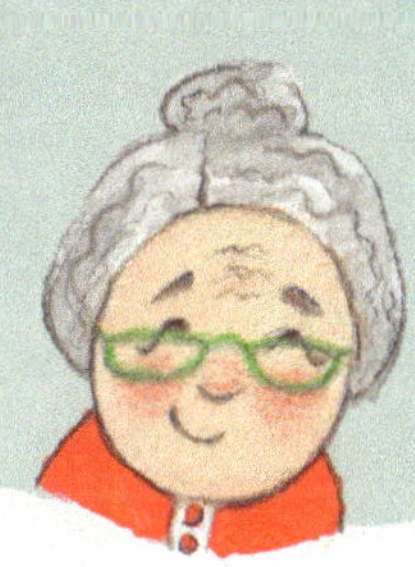

01

Achte gut auf Deine Augen. Bleibe nicht zu lange wach, schaue oft in die Ferne und schließe die Augen zwischendurch, um sie zu schonen.

02

Je jünger der Mensch, desto kürzer sollte eine kontinuierliche Nutzung von elektronischen Bildschirmgeräten sein.

03

Outdoor-Aktivitäten sind die effektivste Methode zur Vorbeugung von Kurzsichtigkeit und sollten im Idealfall mindestens 2 Stunden pro Tag ausgeübt werden.

Tinnitus

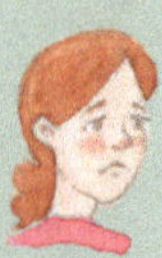

Ich habe seit mehr als einer Woche Tinnitus, und das Summen in meinen Ohren hält an. Das stört meinen Schlaf und meine Arbeit. Ich bin sehr genervt. In der Vergangenheit hatte ich ab und zu Ohrenpfeifen beim Starten und Landen im Flugzeug, oder auch bei Zugfahren durch einen Tunnel. Ich konnte es immer lindern, indem ich den Mund weit öffnete, lange auf die Ohren drückte oder Bonbons lutschte. Diesmal funktioniert das alles nicht. Woran liegt das?

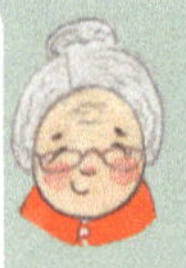

Es gibt unterschiedliche Ursachen für Tinnitus. Ich empfehle Dir, Dich von einem HNO-Arzt untersuchen zu lassen, um die Ursache herauszufinden. Blockade durch Ohrenschmalz oder ein Fremdkörper im Ohr könnten ganz triviale Gründe dafür sein. Wenn Deine Umgebung zu laut ist, sollte die Lärmquelle beseitigt werden. Wurde der Tinnitus durch Medikamenteneinnahme verursacht, sollte der Arzt Deine Medikation (und ggfs. Dosierung) korrigieren. Ist in Deinem Körper ein Tumor vorhanden, ist wahrscheinlich eine Operation notwendig. Wird der Tinnitus durch Herz-Kreislauf- und Blutgefäß-Erkrankungen, Diabetes oder Schilddrüsenfunktionsstörungen verursacht, müssen diese primären Erkrankungen behandelt werden, um Dich vom Tinnitus zu befreien.

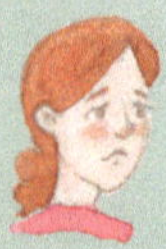

Kann TCM Tinnitus lindern?

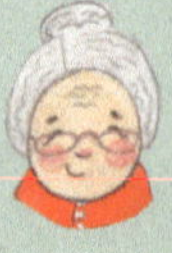

Folgende Akupunkturpunkte zu akupressieren kann Tinnitus lindern:

Baihui-Punkt

Der Baihui ist leicht zu finden. Er ist in der Vertiefung am Schnittpunkt der Mittellinie des Kopfes und der Verbindung zwischen den Spitzen der beiden Ohren zu finden. Klopfe 100 Mal sanft mit der Handinnenfläche auf den Punkt (und die Fläche drumherum). Wiederhole das 1-3 Mal am Tag. Diese Übung hilft, langfristig Tinnitus zu lindern.

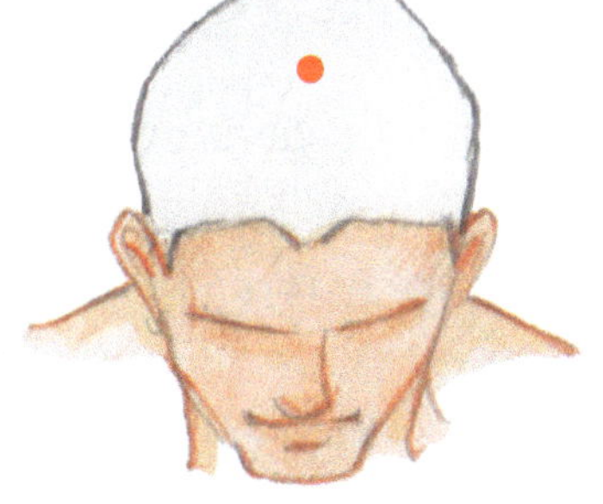

Ermen-Punkt, Tinggong-Punkt und Tinghui-Punkt

Öffne den Mund leicht, dann fühlst Du am vorderen Rand des Ohrs eine längliche Vertiefung. Von oben bis unten in dieser Vertiefung verlaufend liegen der Reihe nach die drei Punkte Ermen, Tinggong und Tinghui. Schließe den Mund und akupressiere die drei Punkte, indem Du mit dem Zeigefinger mit sanftem Druck die Punkte runter und wieder rauffährst. Führe diese Übung nur an der Seite, an der Du Tinnitus hast, durch, und zwar 3-5 Mal pro Tag je 15-20 Wiederholungen.

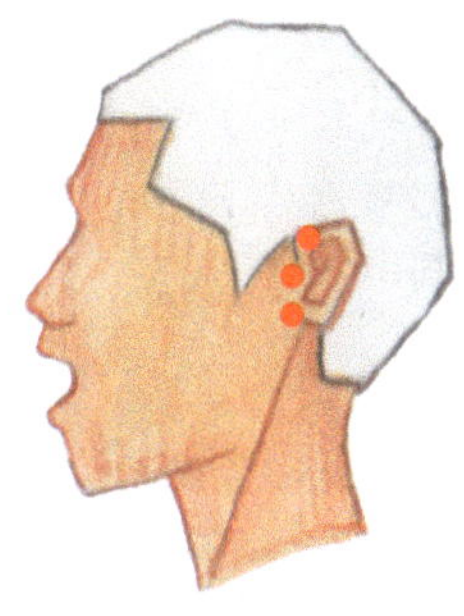

Fengchi-Punkt

Der Fengchi-Punkt befindet sich in den Vertiefungen parallel zu den Ohrläppchen. Sie sind auf beiden äußeren Seiten der großen Sehne am Hinterkopf zu ertasten. Die richtige Stelle löst leichte Druckschmerzen aus. Massiere sie für 1-2 Minuten abwechselnd sanft und kräftig nach innen in Richtung der

Nasenspitze. Wiederhole den Vorgang 3-5 mal pro Tag. Das hilft, Tinnitus zu lindern.

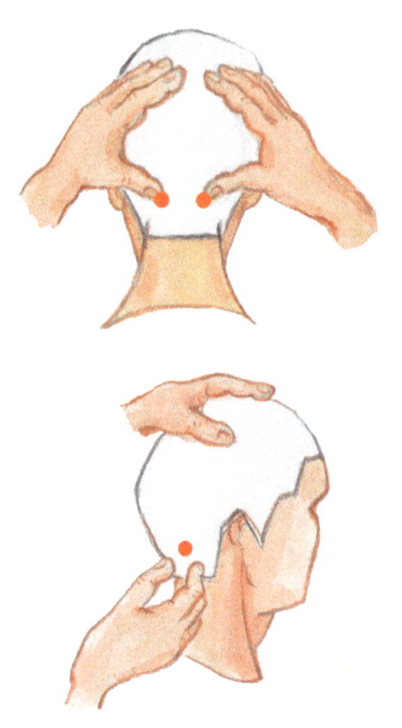

Hegu-Punkt

Der Hegu befindet sich zwischen dem 1. und 2. Mittelhandknochen. Drücke den Muskel unter dem 2. Mittelhandknochen gegen den Mittelhandknochen. Behandle den Punkt an jeder Hand ca. 2 Minuten lang und wiederhole dies 3-5 Mal pro Tag. Das hilft, Tinnitus zu lindern.

Achtung: Bei Schwangerschaft diese Methode nicht anwenden!

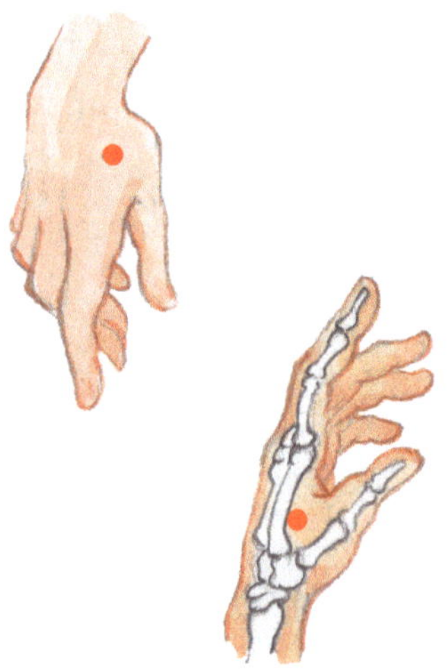

Xiadu-Punkt

Der Xiadu befindet sich auf dem Handrücken, zwischen den höchsten Punkten am oberen Ende des 4. und 5. Mittelhandknochens. Drücke mit dem Fingernagel des Zeigefinders fest in die Vertiefung und fühle den Punkt, an dem ein Schmerzgefühl entsteht. Das ist der Xiadu. Drücke diesen Punkt 3-5 Mal pro Tag je 15-20 Mal. Wenn Du das täglich wiederholst, sollte Dein Tinnitus nachlassen.

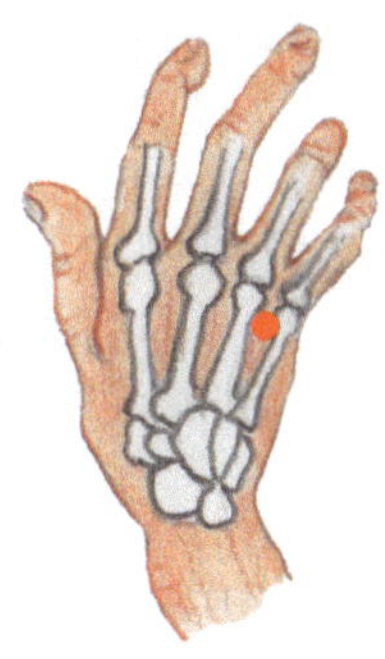

Zhiyin-Punkt

Der Zhiyin-Punkt befindet sich ca. 3 mm neben dem Nagel an der Außenseite des kleinen Zehs. Du hast den Punkt nur gefunden, wenn Du dort beim Drücken auch wirklich klare Schmerzen empfindest. Stimuliere die Stelle mit einer Büroklammer, indem Du abwechselnd, drückst und loslässt, wieder drückst und wieder loslässt. Wiederhole diese Übung 3-5 Mal täglich, je 15-20 Mal. Der Zhiyin ist prädestiniert, Tinnitus zu reduzieren.

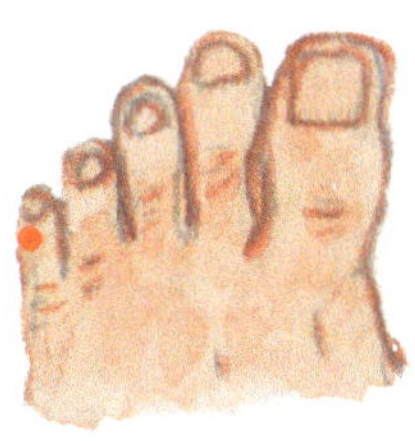

Weitere Tipps von Oma Ling

um die Heilung von Tinnitus im Alltag zu unterstützen:

01

Ein gesunder Lebensstil, insbesondere ausgeglichene Ernährung, regelmäßige Bewegung, wenig Alkohol, weniger Kaffee- und Zigarettenkonsum, sowie ausreichender Schlaf sind Voraussetzungen, um Tinnitus zu bekämpfen.

02

Versuche, durch Bewegung, Medikamententherapie, Massage usw. Stress abzubauen. Stress verschlimmert Tinnitus.

03

Suche nicht ständig nach dem Tinnitus und warte nicht darauf, bis er wiederkommt (leichter gesagt als getan).

04

Es wird angenommen, dass Tinnitus, der durch die Verabreichung von Streptomycin verursacht wurde, irreversibel ist.

05

Gib etwa 15 Gramm Sonnenblumenkernschalen in einen Topf. Füge ein Glas Wasser hinzu und lasse den Tee einmal aufkochen und anschließend 10 Minuten auf kleiner Flamme weiterkochen. Als Nächstes die Sonnenblumenkernschalen abseihen und von diesem Tee zweimal täglich eine Tasse trinken.

06

Bewege Dein Kinn auf und ab, nach links und rechts. Wiederhole die Übung etwa 100 Mal, am besten mehrmals täglich.

07

Halte einen Schluck kaltes Wasser in Deinem Mund. Ziehe anschließend mit einer Hand die Ohrspitze auf der Tinnitusseite nach oben und hinten und bitte jemanden, Dir sanft Luft in ein Ohr zu blasen. Währenddessen schluckst Du das Wasser herunter. Diese Methode kann helfen, Tinnitus rasch zu lindern.

Pollenallergie

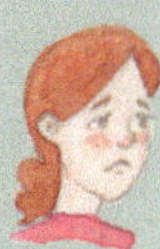

Ich habe Pollenallergie. Jedes Jahr im März und April, wenn die Frühlingsblumen blühen, beginnt mein Leiden. Juckende Nase und Augen, laufende Nase und ständiges Niesen. Ich laufe gern, kann aber deswegen nicht ins Freie, was mich sehr ärgert. Ich hatte früher keine Allergie. Es ist erst seit ein paar Jahren so. Warum?

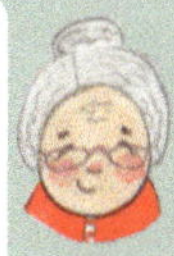

Allergien sind sehr häufige Krankheiten. Es gibt viele Allergene, und die Ursachen von Allergien sind meist unterschiedlich. Zu den Hauptursachen von Pollenallergie gehören Ernährungsstruktur (protein- und kalorienreiche, vitaminarme Ernährung verursacht eine hyperaktive Produktion von Antikörpern), genetische Faktoren (angeborene allergische Körperkondition) und Umwelteinflüsse (Lebensumfeld mit viel Grün). Saisonale Allergien sind meist mit Allergenen in der Umgebung verbunden und treten meist im Frühling und Herbst auf. Eine Allergie kann jeden treffen, unabhängig von Geschlecht und Alter. Sie ist regional und hängt mit dem Klimawandel zusammen.

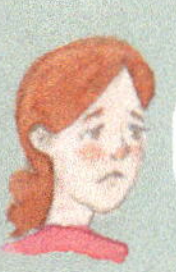

Was kann ich gegen die Allergie tun?

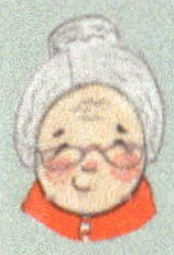

Du solltest zunächst einen Allergietest machen, um herauszufinden, wogegen Du allergisch bist, und Dich entsprechend desensibilisieren lassen. Es gibt derzeit noch keine Heilungsmethoden gegen Allergien. Eine Desensibilisierungsbehandlung ist eine ursächliche Therapie, und braucht in der Regel 2-3 Jahre Zeit, um seine volle Wirkung zu entfalten.

Pollenallergie

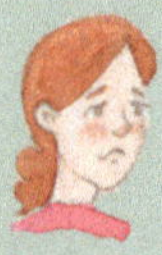

Ich habe mich bereits testen lassen, und nehme auch bereits seit einiger Zeit Medikamente. Aber die Wirkung ist nicht eindeutig. Die Tabletten machen mich müde, beeinträchtigen mich beim Autofahren und Arbeiten. Ich möchte nicht davon abhängig werden. Gibt es Möglichkeiten, mit TCM-Methoden die Symptome zu lindern?

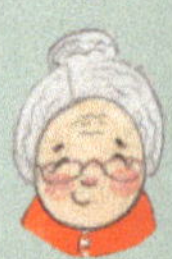

Folgende Akupressur-Übungen können bei der Behandlung von Allergien helfen und die Symptome lindern. Sie sollten aber dauerhaft behandelt werden. Erst wenn sich das Immunsystem verbessert hat, hat man Chance auf dauerhafte Linderung der Symptome.

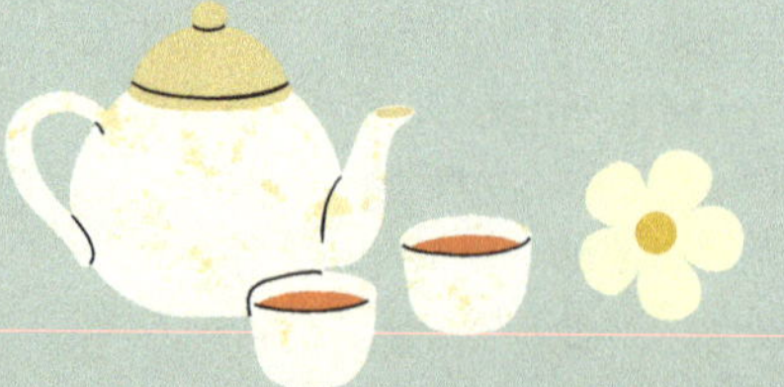

Yongquan-Punkt

Der Yongquan befindet sich im vorderen ersten Drittel der Fußsohle. Um Allergien zu bekämpfen, muss zuerst die hormonelle Funktion der Nebennieren verbessert werden. Der Nierenmeridian, der bei Yongquan beginnt, ist mit dem Nebennierengewebe verbunden. Das Stimulieren des Yongquan kann nicht nur die Funktion der Nieren- und Hilfsnierenorgane stärken, sondern auch die allergische Konstitution verbessern und Allergien unterdrücken. Verwende die stumpfen Enden von 4-5 Zahnstochern, bündele sie zusammen, drücke den Yongquan für 3 Sekunden und mache eine kurze Pause, bevor Du wieder drückst. Mache diese Übung 10-15 Mal und wiederhole den Vorgang 1-3 Mal am Tag. Alternativ kannst Du den Yongquan auch mit der Handfläche reiben. Von der Ferse in Richtung Zehe, 100 Mal pro Fuß, 1-3 Mal am Tag.

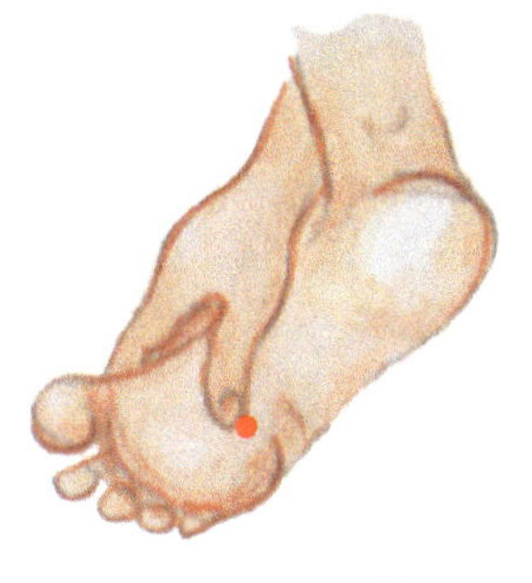

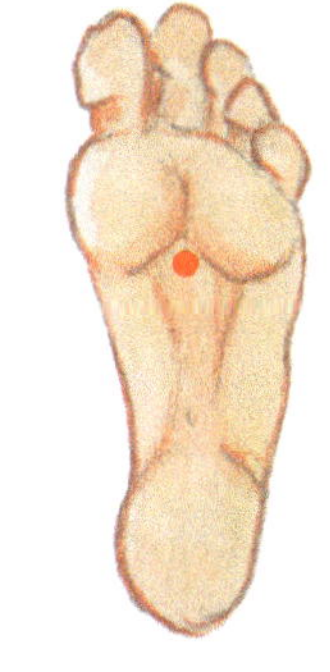

Zusanli-Punkt

Der Zusanli befindet sich vier Querfinger unterhalb der Kniescheibe, außen, in der Vertiefung zwischen dem Schienbein und dem Wadenbein. Drücke diesen Punkt an jedem Bein für 3-5 Minuten (Dabei soll ein Druckschmerz deutlich spürbar sein) und wiederhole diese Übung mehrmals pro Tag. Das Drücken des Zusanli-Punktes verbessert die Immunabwehr und trägt zur Behandlung aller allergischen Erkrankungen bei.

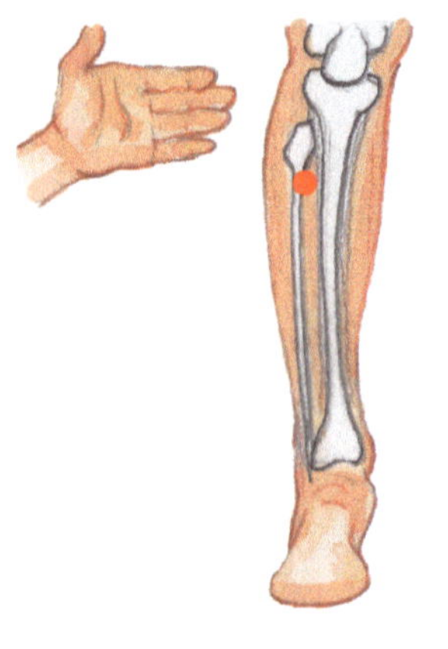

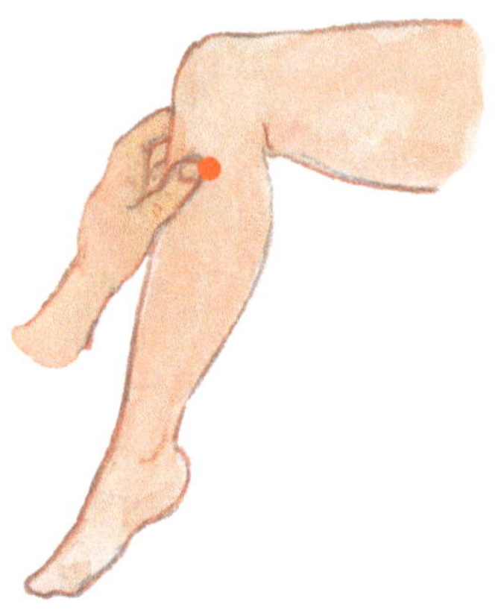

Yintang-Punkt/Jingming-Punkt/Yingxiang-Punkt

Der Yintang befindet sich in der Mitte zwischen den beiden Augenbrauen. Das Drücken des Yintang wirkt gegen eine verstopfte Nase und stärkt die Sehkraft. Druckmassiere den Yintang 3 Mal pro Tag je 3 Minuten lang. Es soll dabei ein eindeutiger Druckschmerz spürbar sein.

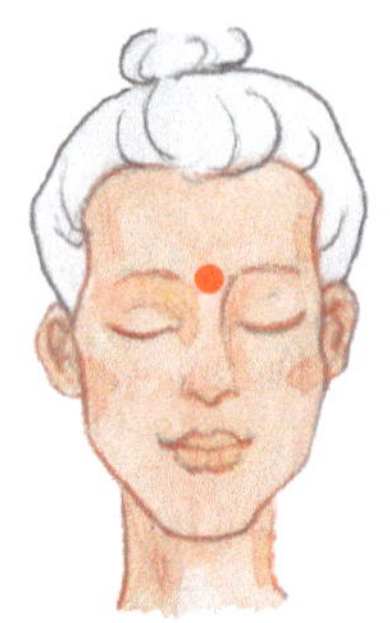

Der Jingming-Punkt befindet sich auf der Innenseite des Auges, in der Vertiefung etwas über dem inneren Augenwinkel. Das Drücken des Jingming lindert Symptome wie juckende und tränende Augen. Drücke den Jingming mit Daumen und Zeigefinger 3 Mal pro Tag je 3 Minuten lang. Es soll dabei ein eindeutiger Druckschmerz spürbar sein.

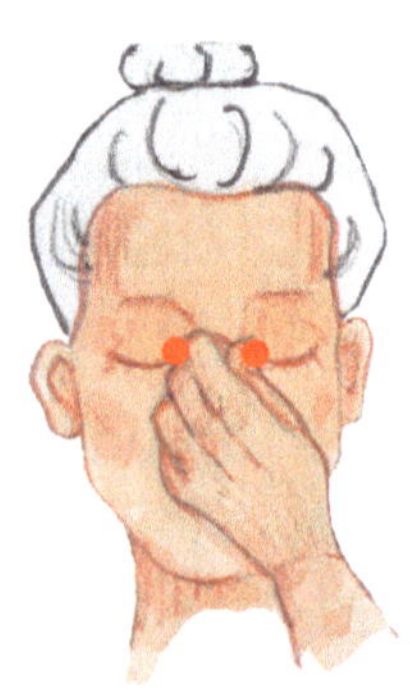

Der Yingxiang befindet sich in der Vertiefung am äußeren Rand des Nasenflügels. Gegen eine verstopfte oder laufende Nase hilft es, den Yinxiang zu drücken. Drücke mit beiden Zeigefingern beide Yinxiang-Punkte gleichzeitig fest für 1 Minute. Die Wirkung sollte sofort spürbar sein.

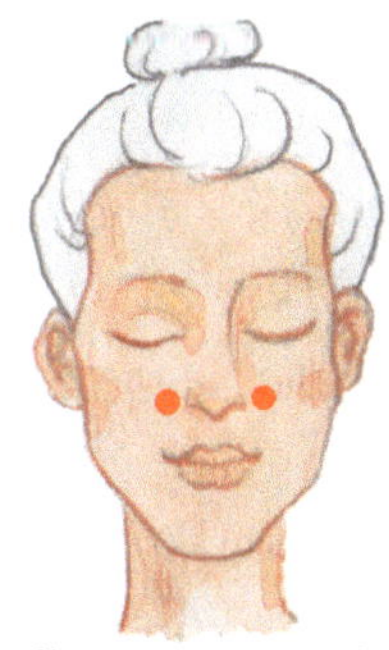

Leber-Reflexzone an der Fußsohle

Die Leber-Reflexzone befindet sich zwischen dem vierten und dem fünften Mittelfußknochen an der rechten Fußsohle. Da sich die Leber auf der rechten Seite des Körpers befindet, gibt es diese Reflexzone auch nur am rechten Fuß. Die Leber produziert Gallenflüssigkeit, ist mitverantwortlich für die Verdauung, erfüllt zusätzlich wichtige Funktionen wie Stoffwechsel, Glykogen-speicherung, Entgiftung und Phagozytose-Abwehr.

Menschen mit schwacher Abwehr sind anfällig für Allergien. Dagegen hilft es, die Leber-Reflexzone am Fuß zu stimulieren. Fixiere den Fuß mit einer Hand, balle die andere Hand zur Halbfaust und drücke mit Zeige-fingergelenk auf den Bereich. Mache diese Übung 2-3 Mal am Tag für jeweils 10 Minuten, bei schweren Allergie-symptomen entsprechend länger.

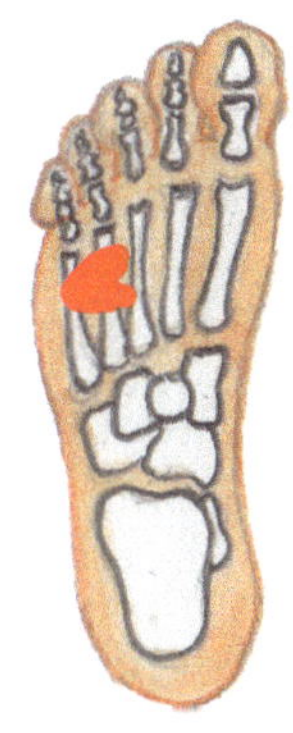

Bauchmassage

Die TCM betrachtet den Bauch (mit Bauchnabel als Zentrum) als Motor des menschlichen Körpers und sieht die Wurzel aller Krankheiten im Bauch. Täglich eine halbe Stunde lang den Bauch zu massieren, lindert nicht nur die Allergiesymptome, sondern bringt auch zahlreiche andere Vorteile: so fördert tägliche Bauchmassage die Nebennierenkortikosteroide, Schilddrüsen-Hormone, Sexualhormone, beeinflusst die Hypophyse, reguliert die endokrinen Hormone und unterstützt die Behandlung von chronischen Krankheiten wie Diabetes, Nephritis, Bluthochdruck, koronare Herzkrankheit und Lungenherz.

Ausgehend vom Bauchnabel, massiere den Bauch abwechselnd im und gegen den Uhrzeigersinn. Bleib dabei nicht an der Oberfläche, sondern bewege den ganzen Bauch mit.

Rückenmassage

Der Rücken ist der Bereich, durch den das Lenkergefäß (Du Mai) und der Blasenmeridian verlaufen. Du Mai ist zuständig für die Yang-Energie im Körper. Entlang des Blasenmeridians, an den beiden Seiten der Wirbelsäule, sind die Wirbelnerven wie auch die Reaktionspunkte der Nervenknoten, die mit den inneren Organen verbunden sind, an der Hautoberfläche verteilt. Rückenmassage kann daher das Yang im Körper beleben, die Funktion der inneren Organe verbessern und die Körperabwehr stärken.

Lege Dich auf eine Faszienrolle, und rolle mehrmals am Tag je 5-10 Minuten lang, bis sich der Rücken warm anfühlt. Alternativ kannst Du andere Personen bitten, Dich am Rücken zu massieren.

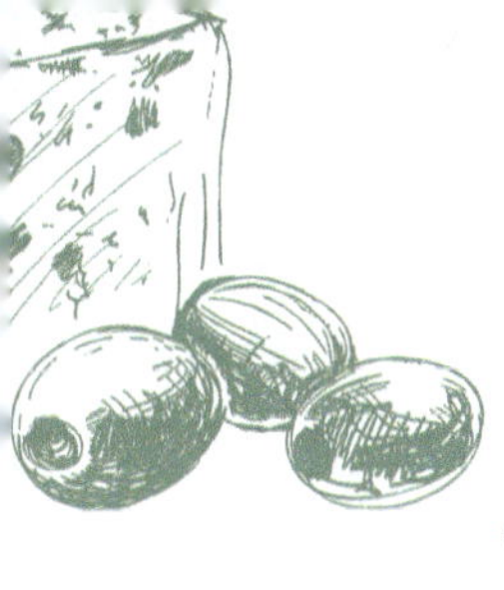

DIÄTETISCHE VORSCHLÄGE 1:

- Honig hat eine desensibilisierende und antiallergische Wirkung. Zwei Monate vor Beginn der Pollensaison anzufangen, täglich eine kleine Menge Honig zu sich zu nehmen, hilft, die Pollenallergiesymptome zu reduzieren.

- Weintrauben, Orangen oder Zitronen mit Schale in Wasser geben, etwas Honig dazugeben und zum Kochen bringen. Bei schwacher Hitze köcheln lassen und dabei vorsichtig umrühren. Abkühlen lassen und während der Allergiesaison jeden Abend vor dem Schlafengehen eine kleine Menge des Obstes verzehren hilft, die Allergiesymptome zu reduzieren.

- Das Carotin in Karotten reguliert das Gleichgewicht in den Zellen. Karotten Essen ist vorteilhaft, um Pollenallergien, allergische Dermatitis usw. zu verhindern.

- Lebensmittel, die Kalzium und Magnesium enthalten, können helfen, die Histaminproduktion zu regulieren und Allergiesymptome zu reduzieren. Fleisch, Geflügeleier, Meeresprodukte und Sojaprodukte sind reich an Kalzium. Grünes Blattgemüse und Nüsse sind reich an Magnesium.

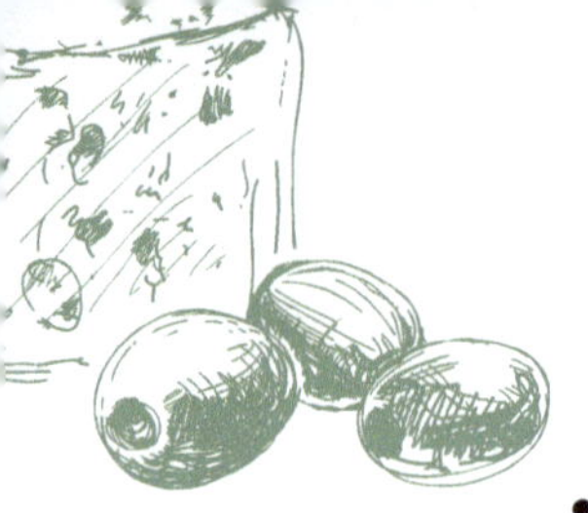

DIÄTETISCHE VORSCHLÄGE 2:

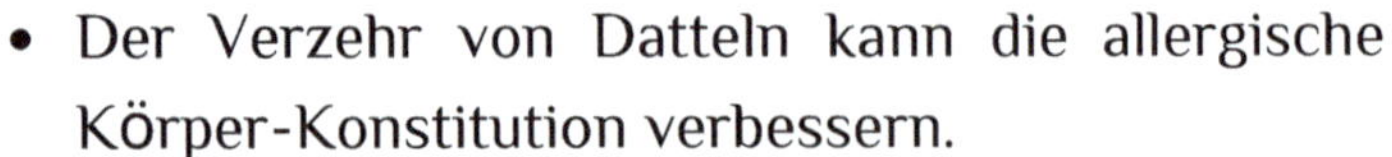

- Der Verzehr von Datteln kann die allergische Körper-Konstitution verbessern.

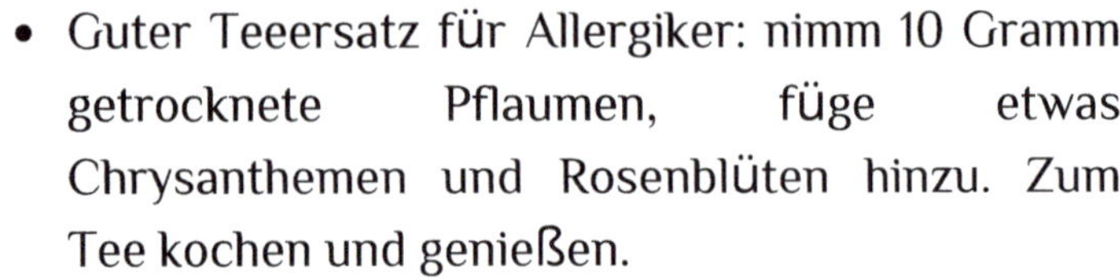

- Guter Teeersatz für Allergiker: nimm 10 Gramm getrocknete Pflaumen, füge etwas Chrysanthemen und Rosenblüten hinzu. Zum Tee kochen und genießen.

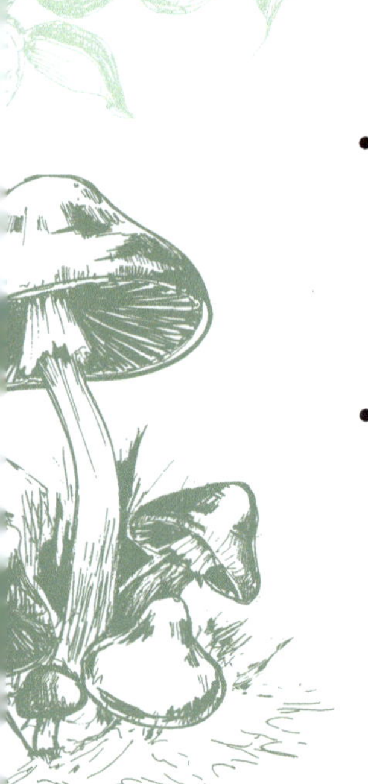

- Protein in Milchprodukten ist eine schleimproduzierende Substanz, und sollte während der Pollensaison am besten vermieden werden.

- Viele Menschen mit Pollenallergien sind auch allergisch gegen bestimmte Lebensmittel. Finde heraus, welche Lebensmittel bei Dir eine allergische Reaktion hervorrufen und versuche, sie zu meiden.

Weitere Tipps von Oma Ling

die bei Pollenallergie helfen können:

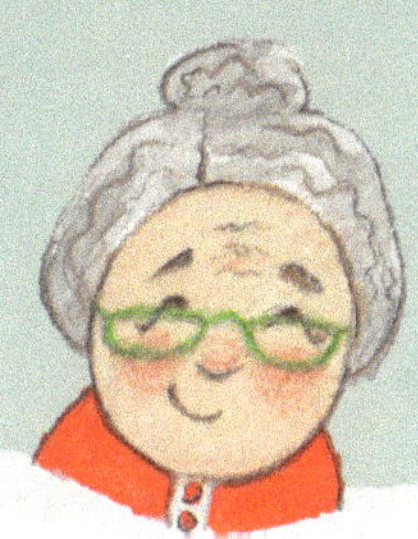

01

Gehe während der Pollensaison weniger aus und halte die Fenster möglichst geschlossen.

02

Trage eine Maske, wenn Du ausgehst. Wasche Dir das Gesicht und reinige die Nase gründlich, wenn Du nach Hause kommst.

03

Verbessere Dein Wohnklima, entferne Teppiche, achte auf Betthygiene und Raumlüftung, um Staub zu reduzieren.

04

Bewegung und Körperfitness sorgen für bessere Immunabwehr. Vermeide Überanstrengung.

05

Pollenallergie muss aktiv behandelt werden, um chronische Krankheiten und Komplikationen wie Asthma, Konjunktivitis, chronische Lungenentzündung, chronische Rhinitis usw. zu vermeiden.

Schilddrüsenüberfunktion

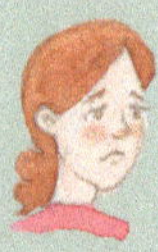

Meine Frau ist in letzter Zeit emotional instabil, leidet unter Bluthochdruck, Herzrasen, sowie Gewichtsverlust - trotz großem Appetit! Auch ihre Schilddrüse ist geschwollen. Bei ärztlichen Untersuchungen wurde bei ihr Schilddrüsen-überfunktion diagnostiziert. Ist diese Krankheit schwer zu heilen? Muss sie ihre Schilddrüse entfernen lassen?

Die Hauptfunktion der Schilddrüse besteht darin, unseren Stoffwechsel zu fördern, damit sich der Körper normal entwickelt. Das ist besonders wichtig für die Knochen und das Nervensystem. Die Schilddrüse regt die Darmaktivitäten an, beugt Arteriosklerose vor und sollte daher nicht leichtfertig entfernt werden.

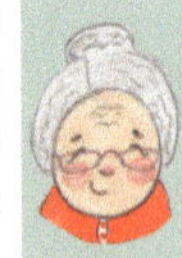

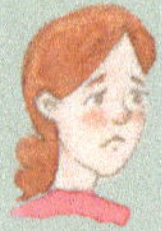

Was verursacht die Schilddrüsenüberfunktion?

Schilddrüsenüberfunktion ist eine Erkrankung des Autoimmunsystems, die aufgrund übermäßiger Produktion von Antikörpern eine übermäßige Produktion von Schilddrüsenhormonen verursacht. Schilddrüsenentzündungen oder Tumoren verursachen manchmal auch eine starke Synthese und Sekretion von Schilddrüsenhormonen. Schilddrüsenüberfunktion kann auch während der Schwangerschaft auftreten.

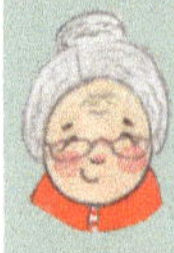

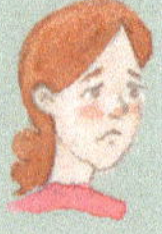

Wie wird Schilddrüsenüberfunktion behandelt? Gibt es Begleittherapien in der TCM?

Abhängig von der Schwere der Symptome kann Schilddrüsenüberfunktion mit Medikamenten, radioaktiver Jodtherapie und operativer Entfernung behandelt werden. Folgende TCM-Methoden können mit der Behandlung kombiniert werden und eignen sich speziell für leichte und mittelschwere Erkrankungen, Rückfälle, Arzneimittelallergien, sowie bei einem etwaigen Rückgang der weißen Blutkörperchen.

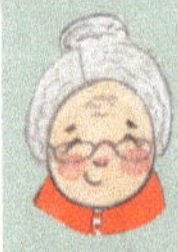

Fengchi-Punkt

Der Fengchi-Punkt befindet sich in den Vertiefungen parallel zu den Ohrläppchen. Sie sind auf beiden äußeren Seiten der großen Sehne am Hinterkopf zu ertasten. Die richtige Stelle löst leichte Druckschmerzen aus. Akupressiere den Fengchi 1-3 Mal täglich für 1-3 Minuten.

Zusanli-Punkt

Der Zusanli befindet sich vier Querfinger unterhalb der Kniescheibe, außen, in der Vertiefung zwischen dem Schienbein und dem Wadenbein. Drücke diesen Punkt an jedem Bein für 2 Minuten und wiederhole diese Übung 1-3 Mal pro Tag.

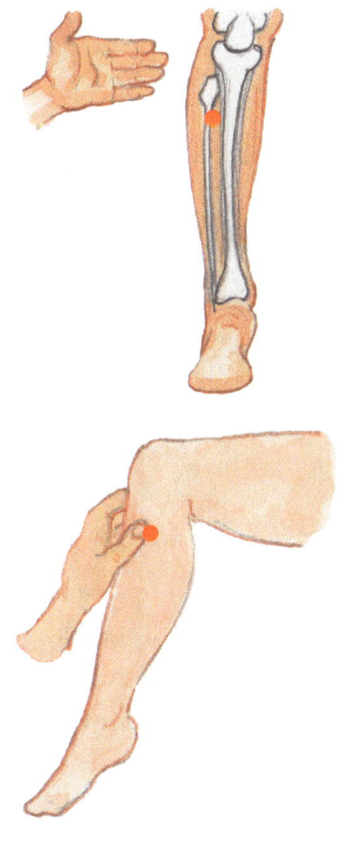

Sanyinjiao-Punkt

Auf der Innenseite der Wade, vier Querfinger oberhalb des inneren Knöchels, hinter dem Schienbein, findest Du den Sanyinjiao. Drücke diesen Punkt 1-3 Minuten lang. Wiederhole diese Übung mehrmals täglich.

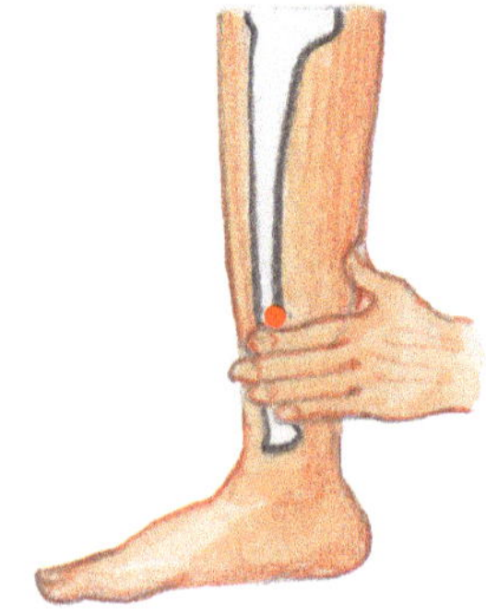

Taichong-Punkt

Der Taichong befindet sich in der Lücke zwischen dem großen und zweiten Zeh. Reibe mit dem Daumen oder Zeigefinger von unten nach oben entlang dieser Aussparung. Der Druckschmerz sollte deutlich spürbar sein. Drücke den Taichong an jedem Fuß 2 Minuten lang, und wiederhole die Übung 1-3 Mal täglich.

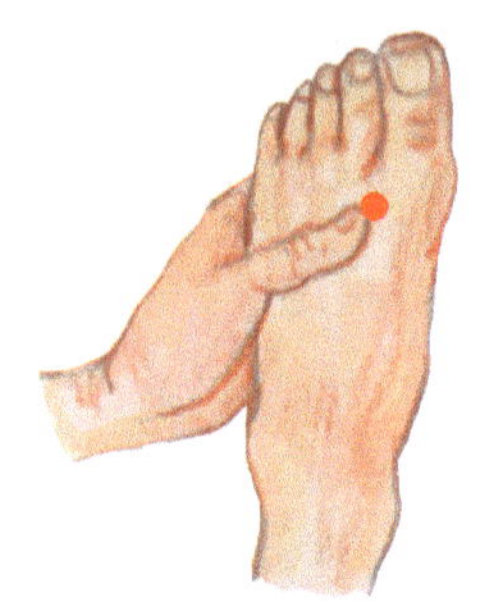

Taixi-Punkt

Den Taixi findest Du in der Vertiefung hinter dem Knöchel an der Innenseite des Fußes. An dieser Stelle ist das Pulsieren der Arterie spürbar. Drücke mit einem Finger fest genug auf diesen Punkt, sodass Du Druckschmerz und etwas Taubheit verspürst. Drücke 3-5 Minuten an jedem Fuß, und wiederhole dies mehrmals am Tag.

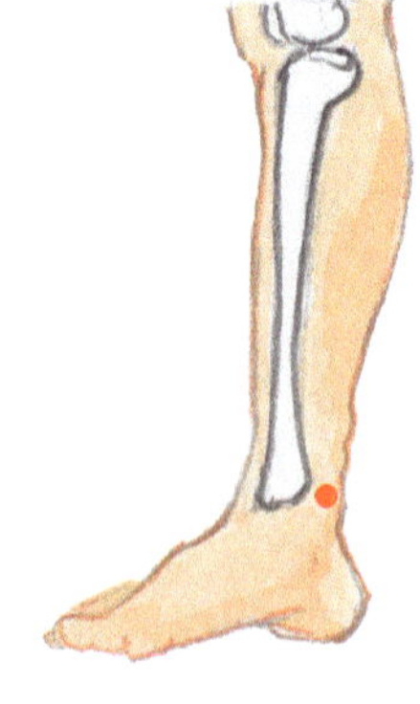

Fußreflexzone der Hypophyse

Befindet sich in der Mitte der Zehkuppe des großen Zehs. Halte den Fuß mit einer Hand, balle die andere Hand zur Halbfaust, drücke mit dem Zeigerfingergelenk kräftig auf den Bereich. Drücke punktuell eine Minute lang und wiederhole mehrmals täglich.

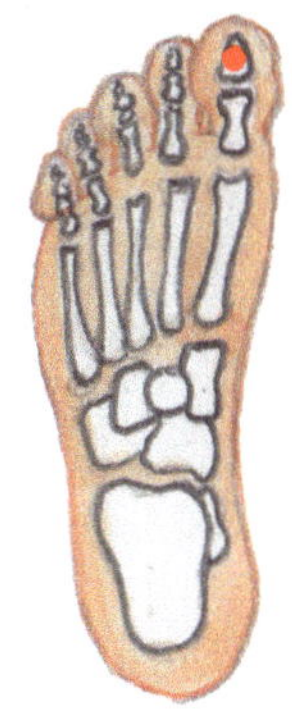

Fußreflexzone der Schilddrüse

Sie befindet sich zwischen dem ersten und zweiten Mittelfußknochen an der Fußsohle und ist streifenförmig. Drücke mit dem Daumen oder Zeigefingergelenk diesen Bereich mehrmals täglich je 1-3 Minuten lang, in die Richtung, die der Pfeil in der Abbildung zeigt.

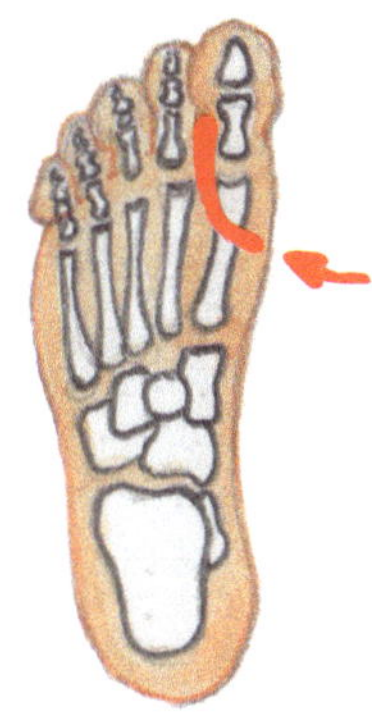

Weitere Tipps von Oma Ling

die bei Schilddrüsenüberfunktion helfen können:

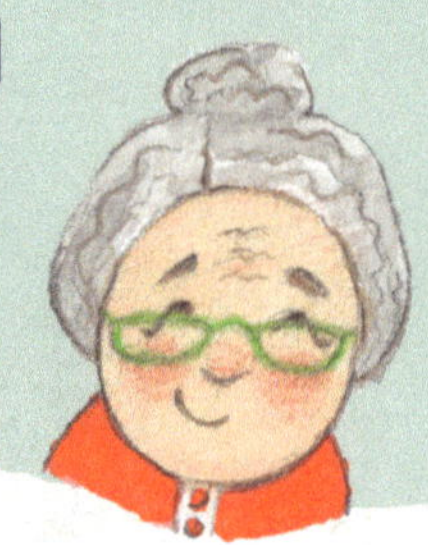

01

Eine übermäßige Sekretion von Schilddrüsenhormonen beschleunigt den Stoffwechsel von Zucker, Fett und Protein. Das führt häufig dazu, dass der Verbrauch größer ist als die Aufnahme. Daher ist eine protein-, vitamin- und kalorienreiche Ernährung von Vorteil.

02

Pflanzen und Tiere aus dem Meer enthalten viel Jod, der Rohstoff für die Synthese von Schilddrüsenhormonen. Eine übermäßige Aufnahme dieser Nahrungsmittel kann die Schilddrüsenüberfunktion verschlimmern.

03

Patienten mit Schilddrüsenüberfunktion leiden oft unter Vitamin- und Mineralstoffmangel. Die Einnahme von Medikamenten kann die Anzahl der weißen Blutkörperchen verringern. Vitamine und Mineralien sind am besten in frischem Obst und Gemüse, Nüssen, Tierleber, Nieren, Eigelb, Hülsenfrüchte und Milchprodukten zu finden.

Schilddrüsenunterfunktion

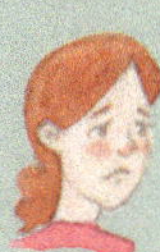

Ich bin seit einiger Zeit kraftlos, oft schläfrig, kälteempfindlich, habe Haarausfall und es stellt sich einestarke Gewichtszunahme ein. Bei der Untersuchung wurde eine Schilddrüsenunterfunktion diagnostiziert. Woran liegt das?

Die Schilddrüsenunterfunktion wird meist durch eine Immunschäden verursacht. Eine übermäßige Behandlung von Schilddrüsenüberfunktion kann ebenfalls zu einer Schilddrüsenunterfunktion führen. Schilddrüsenoperationen, Schwangerschaft, Jodmangel und die Genetik können ebenfalls Ursachen darstellen.

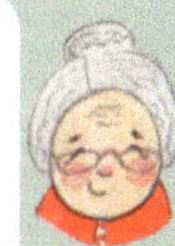

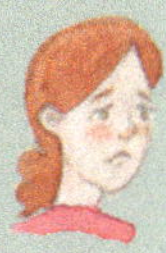

Der Arzt hat mir Medikamente verschrieben. Kann ich ergänzend TCM-Methoden anwenden?

Ja. Du kannst die Behandlung verbessern und beschleunigen, indem Du die folgenden Akupressurpunkte und Reflexzonen akupressierst:

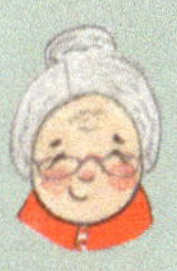

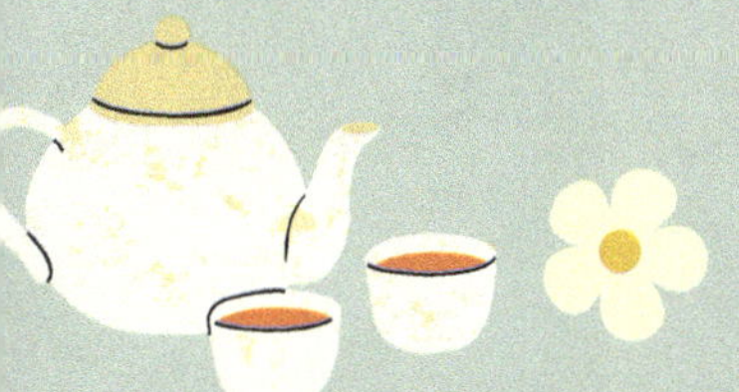

Minmen-Punkt/Shenshu-Punkte/Pishu-Punkte

Der Minmen-Punkt befindet sich hinter der Wirbelsäule, direkt gegenüber dem Bauchnabel, d.h. in der Vertiefung unter dem zweiten Lendenwirbel. Die Shenshu-Punkte sind links und rechts des Minmen angesiedelt. Beide Shenshu-Punkte sind vier Querfinger voneinander entfernt und symmetrisch angeordnet. Die Pishu-Punkte sind zwischen dem elften und dem zwölften Brustwirbel, vier Querfinger voneinander entfernt und symmetrisch links und rechts angeordnet.

Da diese drei Punkte sehr nahe beieinander liegen, können sie gleichzeitig akupressiert werden. Dabei ist es die genaue Positionierung nicht wichtig. Akupressiere die Punkte mit dem Handrücken von unten nach oben, täglich 100 Mal, auf und ab. Die Wirkung der Akupressur kann verstärkt werden, wenn man die genannten Punkte gleichzeitig mit einem Haarfön (auf geeignete Temperatur eingestellt, sanft und etwa 10 cm vom Körper entfernt) erwärmt. Die mit Wärmebehandlung kombinierte Akupressur sollte je Behandlung etwa 5 Minuten dauern. Achtung: Wer unter Organ- oder Hautblutungen leidet, oder dazu neigt, sollte von der Wärmebehandlung Abstand nehmen, da die Wärme lokale Blutgefäße erweitern, den Blutfluss und die Durchlässigkeit der Blutgefäße erhöhen und die Blutungsneigung verschlimmern kann.

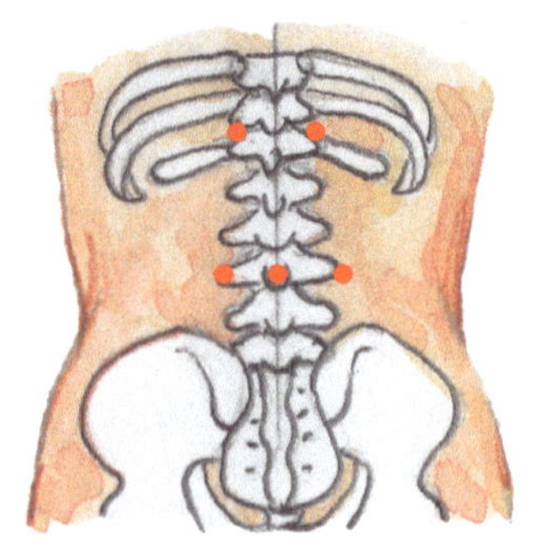

Fußreflexzone der Hypophyse

Diese Zone befindet sich in der Mitte der Zehkuppe des großen Zehs. Halte den Fuß mit einer Hand, balle die andere Hand zur Halbfaust, drücke mit dem Zeigefingergelenk kräftig auf den Bereich. Drücke punktuell eine Minute lang und wiederhole dies mehrmals täglich.

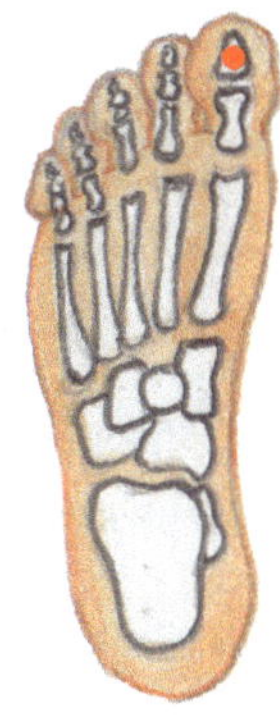

Fußreflexzone der Schilddrüse

Du findest die Fußreflexzone der Schilddrüse zwischen dem ersten und zweiten Mittelfußknochen an der Fußsohle. Sie ist streifenförmig. Drück mit dem Daumen oder Zeigerfingergelenk diesen Bereich mehrmals täglich je 1-3 Minuten lang, in die Richtung, die der Pfeil in der Abbildung zeigt.

Bei Schilddrüsenerkrankungen bilden sich oft harte Knoten in der Fußreflexzone. Diese können mit der Hand, oder mithilfe eines Massagestabs, wegmassiert werden. Wenn Schilddrüsenmyome und Schilddrüsenknoten nach einer OP wieder nachwachsen, dann liegt es daran, dass die Wurzel der Krankheit noch nicht behandelt ist. In solch einem Fall ist es besonders wichtig, die Fußreflexzone weich zu massieren. Erst wenn sich hier der Knoten löst, vergeht auch die Krankheit.

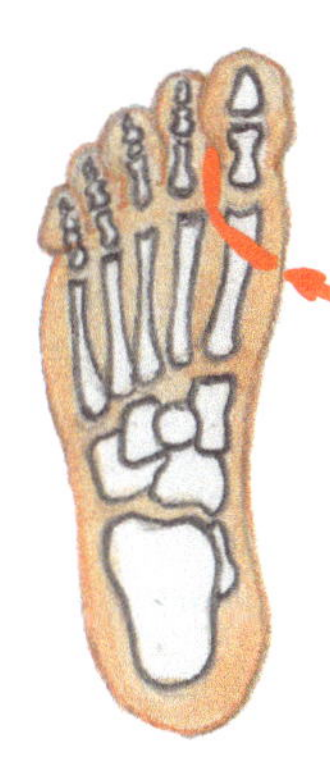

Weitere Tipps von Oma Ling

die bei Schilddrüsenunterfunktion helfen können:

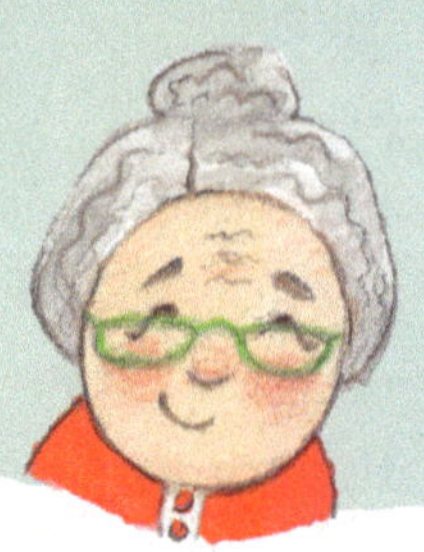

01

Bei Schilddrüsenunterfunktion sollte die Fett- und Cholesterinaufnahme im täglichen Leben reduziert werden. Die Nahrung sollte möglichst kalorienreich und leicht verdaulich sein. Ausreichend Protein ist ebenfalls wichtig.

02

Lebensmittel mit hohem Jodgehalt wie Seetang und andere Meeresfrüchte sind hilfreich. Akupunktur und Massage fördern die Aufnahme und Verwertung von Jod durch die Schilddrüse.

03

Eine positive und optimistische Einstellung ist bei Schilddrüsenerkrankungen besonders wichtig. Stress und Überanstrengung sind zu vermeiden. Regelmäßige Körperbewegung sollte nicht fehlen.

04

Menschen mit Schilddrüsenunterfunktion haben eine eingeschränkte Fähigkeit, auf die Umgebung zu reagieren. Daher sollte man mehr auf sich achten, um etwaigen Erkältungen und Infektionen frühzeitig vorzubeugen.

05

Schwere Schilddrüsenunterfunktion kann Myxödem (Hauterkrankung), extrem niedrige Körpertemperatur (unter 35 Grad), verlangsamte Atmung und Herzschlag, verminderten Blutdruck und Bewußtlosigkeit verursachen. In solchen Fällen muss sofort der Notruf alarmiert werden.

Diabetes

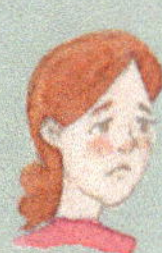

In letzter Zeit habe ich häufig Heißhunger und Durst, muss oft urinieren, verliere Körpergewicht und sehe manchmal verschwommen. Nach einer Blutzucker-Untersuchung wurde bei mir Typ-2-Diabetes im Frühstadium diagnostiziert. Was kann das verursacht haben?

Die Ursachen von Diabetes sind extrem komplex. Verschiedene Diabetes-Arten haben auch unterschiedliche Ursachen. Häufig sind genetische und Umweltfaktoren beteiligt.

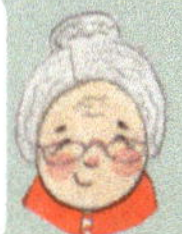

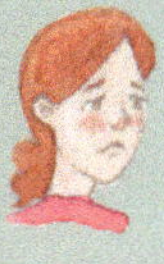

Ist Diabetes gefährlich?

Die Komplikationen durch Diabetes sind ernster als Diabetes selbst. Es kann das zentrale Nervensystem, das Herz, die Netzhaut, die Nieren und sogar die unteren Gliedmaßen und Füße gefährden.

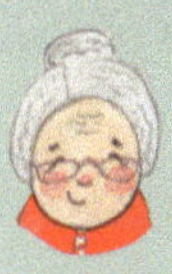

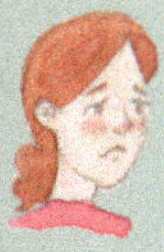

Gibt es Möglichkeiten, Diabetes mit TCM zu behandeln?

Diabetes ist eine lebenslange Krankheit, die nicht vollständig geheilt werden kann. TCM kann als unterstützende Behandlung verwendet werden, um Symptome zu reduzieren, oder sogar gänzlich zu beseitigen, damit die Lebensqualität erhalten bleibt.

Folgende Akupunkturpunkte können zur Behandlung massiert werden:

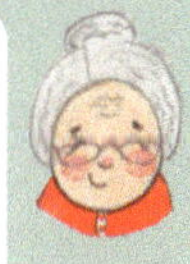

Pishu-Punkte

Die beiden Pishu-Punkte befinden sich symmetrisch links und rechts an der Wirbelsäule (zwischen 11. Brustwirbel und 12. Brustwirbel), vier Querfinger voneinander entfernt. Den Pishu findest Du leicht mithilfe der Shenshu-Punkte, die sich auf Höhe des Bauchnabels befinden. Von dort aus gehst Du drei Wirbel nach oben. Die Vertiefungen auf beiden Seiten der Wirbelsäule sind die Pishu-Punkte. Massiere und reibe die Pishu-Punkte für 2 Minuten auf und ab, und wiederhole die Übung 3 bis 5 Mal am Tag.

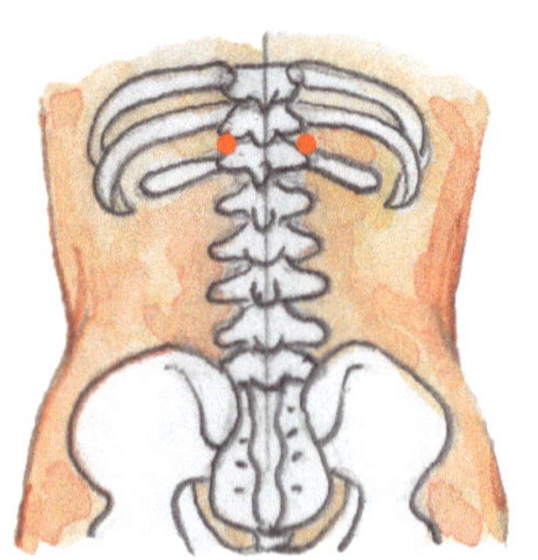

Rangu-Punkt

An der Innenkante des Fußes, in der Vertiefung unter der rauen Vorwölbung des Strahlbeins, findest Du den Rangu-Punkt. Der Rangu ist ein Spezialpunkt für diabetische Behandlungen. Drücke und massiere diesen Punkt kräftig mit dem Daumen, bis eindeutige Druckschmerzen zu spüren sind. Mach das so oft wie möglich, wann immer Du Zeit findest. Eine dauerhafte Behandlung von 10 Minuten pro Tag hilft signifikant, den Zuckerspiegel zu senken.

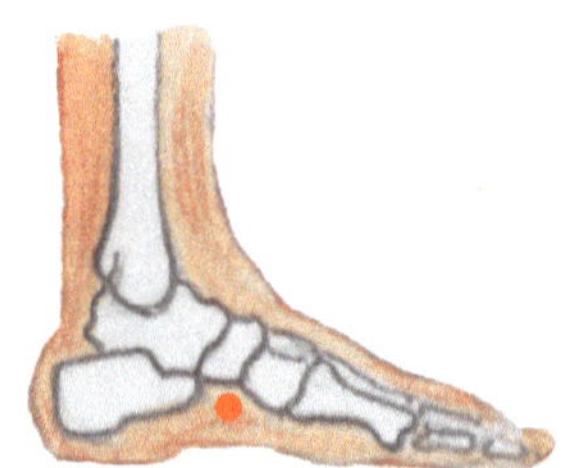

Dayuji-Punkt

Der Dayuji ist der Teil der Handinnenfläche (zwischen dem Daumen und der Handwurzel), der bei ausgestreckter Hand deutlich hervorsteht. Reibe den Dayuji beider Hände bei spürbarem Druckschmerz 2-3 Minuten lang gegeneinander (in einem Tempo von 120-160 Mal/Minute). Mach das so oft wie möglich, wann immer Du Zeit findest.

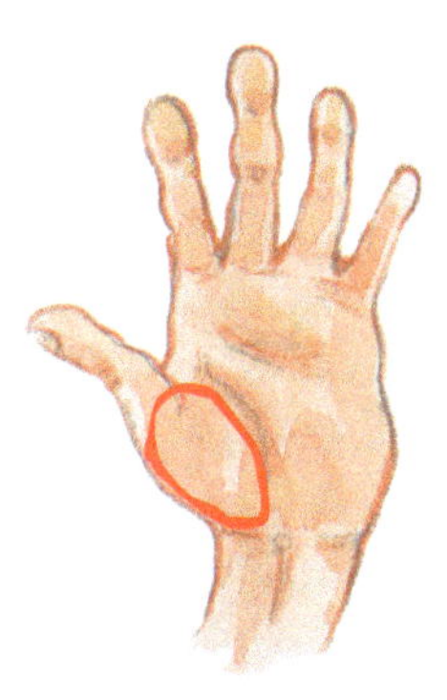

Taixi-Punkt

Den Taixi findest Du in der Vertiefung hinter dem Knöchel an der Innenseite des Fußes. An dieser Stelle ist das Pulsieren der Arterie spürbar. Drücke mit einem Finger fest genug auf diesen Punkt, sodass Du Druckschmerz und etwas Taubheit verspürst. Drücke 3-5 Minuten an jedem Fuß, und wiederhole dies 3-5 Mal am Tag. Diese Methode kann zur Senkung des Blutzuckerspiegels beitragen.

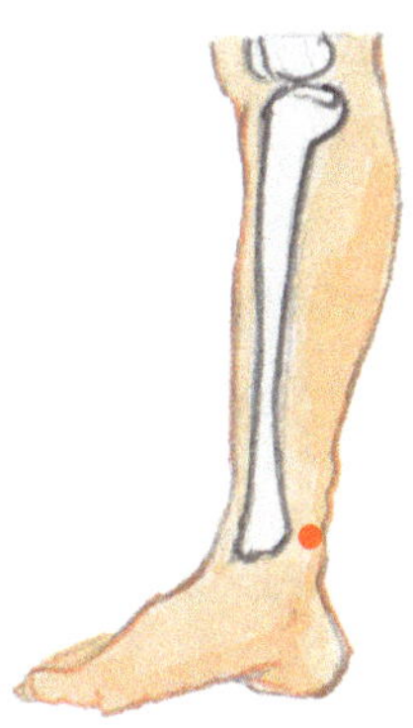

Diji-Punkt

Den Diji findest Du leicht über den Yinlingquan. Der Yinlingquan-Punkt befindet sich an der Innenseite der Wade, unterhalb des Knies in der Vertiefung neben dem Schienbein. Der Diji befindet sich 4 Querfinger unterhalb des Yinlingquan. Die Methode, den Diji-Punkt zu behandeln, ist einfach: Drücke diesen Punkt 3 Minuten lang mit der Ferse des anderen Fußes, so stark, dass Du die Druckschmerzen ertragen kannst. Mach das 3 bis 5 Mal am Tag. Wenn es sehr schmerzhaft ist, den Diji zu berühren, ist das meist ein klares Zeichen dafür, dass Dein Glukosestoffwechsel gestört ist.

Hypophysenreflexzone des Fußes

Die Hypophysenreflexzone befindet sich auf der Unterseite des Fußes, in der Mitte der Zehenkuppe der großen Zehe. Drücke mit dem Zeigefingergelenk 10 Mal tief in die Stelle und wiederhole dies 3-5 Mal täglich. Die Hypophyse ist einer der Schlüssel zur Senkung des Zuckerspiegels.

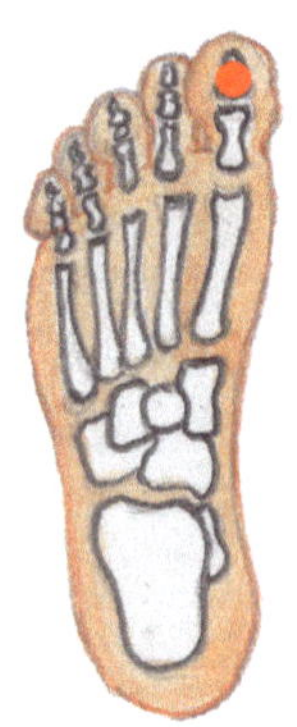

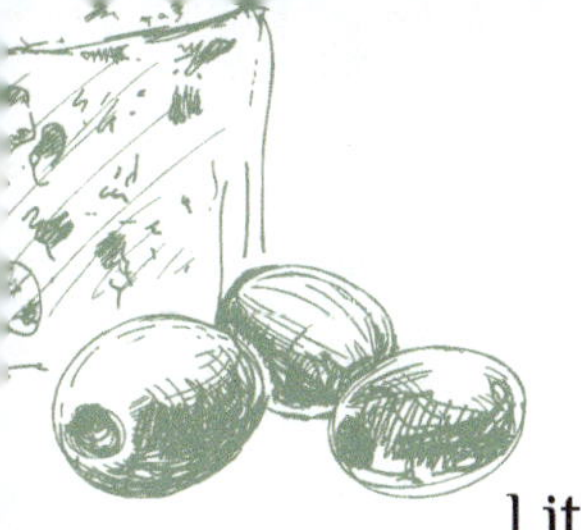

DIÄTETISCHE VORSCHLÄGE:

Litschikern:

- Litschikerne trocknen und zu Pulver mahlen.
- Nimm 3 Mal täglich, 30 Minuten vor jeder Mahlzeit, 10 Gramm des Pulvers mit etwas warmem Wasser ein. Schon nach 3 Tagen sollte eine deutliche Besserung feststellbar sein.

Persimmonblätter (Kaki-Blätter):

- Nimm 1 Teelöffel getrocknete Persimmonblätter und mache Tee draus (oder kauf direkt den Persimmonblättertee).
- Trink den Tee 1-2 Mal pro Tag. Persimmonblätter enthalten viel Vitamin C, das für das Hormongleichgewicht im menschlichen Körper mit verantwortlich ist, das Blut reinigt, die Funktion der inneren Organe stärkt und eine besonders positive Wirkung auf Diabetes haben kann.

Tofu:

- Tofu ist reich an pflanzlichem Eiweiß, enthält aber auch Kalzium, Vitamin B1 und Vitamin B2. Diese Komponenten können Zucker abbauen. Daher wird Tofu eine gute Wirkung bei der Behandlung von Diabetes nachgesagt. Der regelmäßige Konsum von Tofu (auf beliebige Weise zubereitet) kann beim Kampf gegen Diabetes unterstützen.

Weitere Tipps von Oma Ling

die bei Typ-2-Diabetes helfen können:

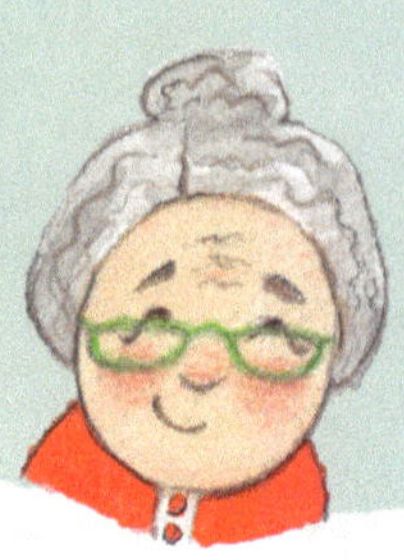

01

Iss viel Getreide, Gemüse, Bohnen, Milch, Fisch, Geflügel, Eier und mageres Fleisch und wenig scharfes, Süßigkeiten und Obst. Vermeide den Genuss starken Tees und Kaffees. Achte auf leichte Kost und trinke ausreichend Wasser.

02

Bei akuter Infektion im Körper sollte sofort ein Arzt aufgesucht werden, um das Auftreten einer Ketose zu verhindern.

03

Reduziere möglichst Zigaretten- und Alkoholkonsum, vermeide Erkältungen und bewahre Dir eine gute Gemütslage.

04

Bleib in Bewegung und treib unter ärztlicher Anleitung Sport.

Menstruationsstörung

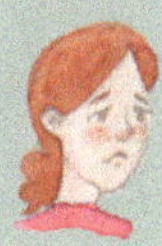

Jedes Mal wenn ich meine Periode bekomme, blute ich sehr viel. Die Schmerzen und Krämpfe im Unterbauch sind so stark, dass ich oft zu Schmerzmitteln greifen muss. Warum ist das so? Sind Menstruationsstörungen häufig?

Menstruationsstörungen sind eine häufige gynäkologische Erkrankung. Dazu gehören außerordentlich starke Schmerzen, sehr starke Blutungen, abnormaler Zyklus (zu oft, zu selten), oder ein komplettes Ausbleiben der Periode. Unterschiedliche Körperkonditionen und Krankheitsursachen resultieren in unterschiedlichen Symptomen.

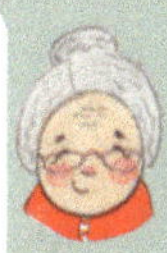

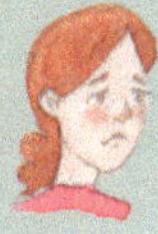

Was sind die Hauptursachen für Menstruationsstörungen?

Hormonelles Ungleichgewicht und eine Dysfunktion der Gebärmutter sind meistens die Hauptursachen. Krankheiten wie Bluterkrankungen, Lebererkrankungen, endokrine Erkrankungen, Fehlgeburten, Eileiterschwangerschaften, Eierstocktumoren und Uterusmyome können ebenfalls Menstruationsstörungen verursachen. Darüber hinaus können auch Faktoren wie schlechter Lebensstil, Stress, zu viel Sport, genetische Faktoren und einige Medikamente (z.B. Antibiotika und Anti-Baby-Pille) eine Rolle spielen.

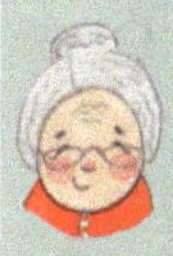

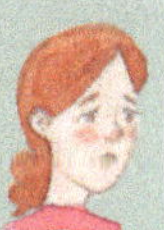

Gibt es Möglichkeiten, mit TCM-Methoden die Symptome zu lindern?

Ergänzend zu den gynäkologischen Behandlungen kannst Du folgende Akupressur-Methoden anwenden, um die Symptome zu lindern:

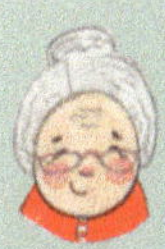

Shangdu-Punkt/ Nüfu-Punkt

Der Shangdu-Punkt befindet sich auf dem Handrücken, zwischen dem zweiten und dritten Mittelhandknochen. Diesen Punkt zu stimulieren hat eine signifikante hämostatische Wirkung, und hemmt starke oder langanhaltende Blutungen während der Menstruation. Für die Behandlung mit einem Zahnstocher-Bündel oder mit der Daumenspitze den Punkt fest gegen den Mittelhandknochen drücken, so, dass eindeutige Schmerzen zu spüren sind. Mache diese Übung mehrmals täglich je 1-3 Minuten pro Seite.

Die Nüfu-Punkte befinden sich an den Händen und den Füßen, jeweils zwischen den Unterkanten des vierten und fünften Mittelhandknochens auf dem Handrücken, und eine Daumenbreite vor dem äußeren Knöchel. Ertaste mit dem Finger den richtigen Punkt (dort, wo eindeutiger Druckschmerz entsteht). Behandle jeden der vier Punkte mehrmals täglich für je 5 Minuten. Je stärker die Stimulation, desto besser die Wirkung.

Der Nüfu hat eine gute schmerzstillende Wirkung und kann Menstruationsschmerzen schnell lindern.

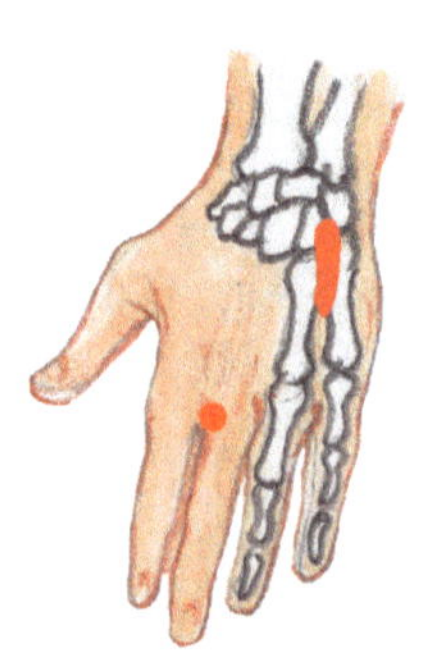

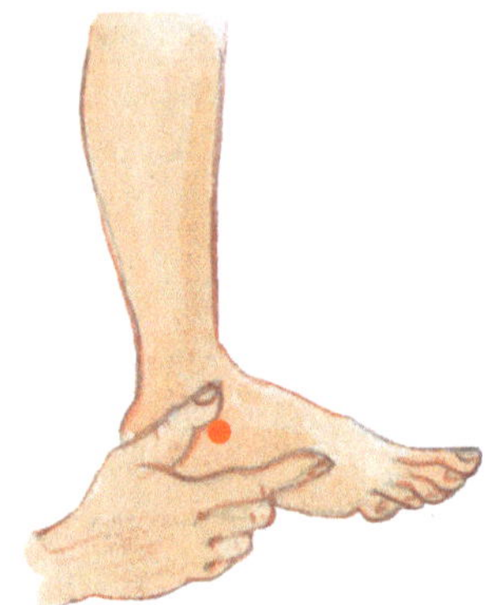

Nieren-Punkt/Minmen-Punkt

Der Nieren-Punkt befindet sich in der Mitte des ersten Kleinfingergelenks, der Minmen in der Mitte des zweiten Kleinfingergelenks auf der Handoberfläche. Das Druckmassieren von diesen beiden Punkten wirkt Menstruationsstörungen entgegen. Du kannst die Daumenspitze oder auch das stumpfe Ende eines Zahnstochers verwenden, 1-3 Minuten pro Punkt und mehrmals täglich.

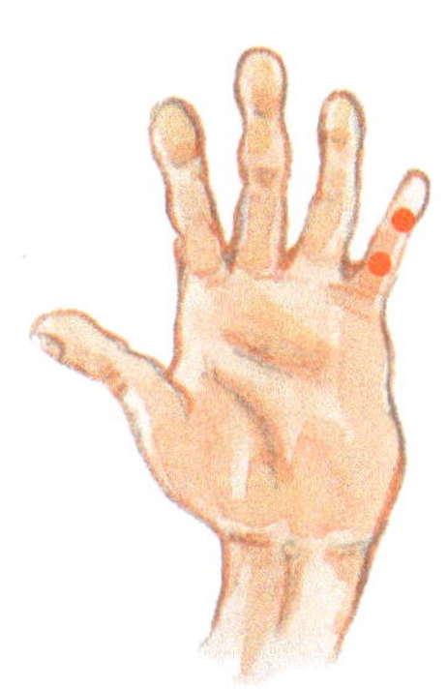

Heyang-Punkt

Finde zuerst den Weizhong-Punkt, der sich in der Mitte der Kniekehle befindet. Vor dort gehst Du drei Fingerbreiten nach unten, um zu dem Heyang-Punkt zu gelangen. Heyang-Akupressur löst Meridianblockaden, lindert Schmerzen, reguliert die Menstruation und kann daher bei der Behandlung von Menstruationsstörungen, Endometritis, Menorrhagie, Dysmenorrhoe usw. herangezogen werden. Mache diese Übung 1-3 Minuten auf jeder Seite, und mehrmals pro Tag.

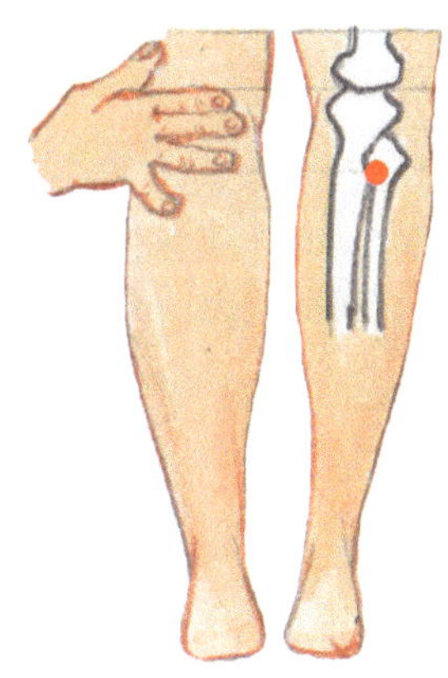

Diji-Punkt

Der Yinlingquan-Punkt befindet sich an der Innenseite der Wade, unterhalb des Knies in der Vertiefung neben dem Schienbein. Der Diji-Punkt befindet sich 4 Querfinger unterhalb des Yinlingquan. Das Einfachste ist, den Diji mit der Ferse des anderen Beins zu druckmassieren. Wende dabei so viel Kraft an, wie Du ertragen kannst. Mache diese Übung 3-5 Mal pro Tag, je 3 Minuten pro Seite. Diese Methode wirkt sehr gut bei der Behandlung von funktionellen Gebärmutterblutungen oder auch Amenorrhoe.

Sanyinjiao-Punkt

Der Sanyinjiao befindet sich 4 Querfinger oberhalb des inneren Knöchels. Das Akupressieren von Sanyinjiao ist sehr wirkungsvoll bei der Behandlung von gynäkologischen Erkrankungen, seien es Menstruationsirrhoe, vaginaler Ausfluss, zu viel oder zu wenig Blutung, prämenstruelles Syndrom, oder Wechseljahrsyndrom. Mache diese Übung 3-5 Minuten pro Seite pro Mal, und wieder mehrmals am Tag. Akute Menstruationsschmerzen können durch das Drücken des Sanyinjiao rasch gelindert werden.

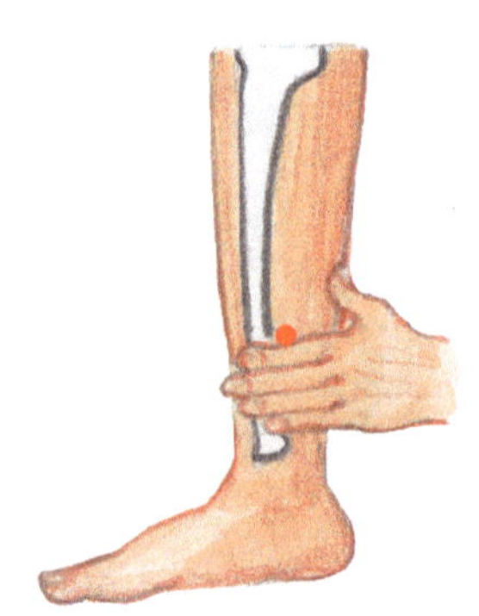

Shuiquan-Punkt

Den Taixi findest Du in der Vertiefung hinter dem Knöchel an der Innenseite des Fußes, wo das Pulsieren der Arterie spürbar ist. Der Shuiquan ist eine Daumenbreite unterhalb des Taixi. Druckmassiere mit den Fingern oder der Ferse des anderen Beins diesen Punkt, jedes Mal für 1-3 Minuten und mehrmals täglich. Drücke so fest, dass Du Druckschmerzen fühlst. Nur so ist die Wirkung gegeben. Das hilft die Menstruation zu normalisieren.

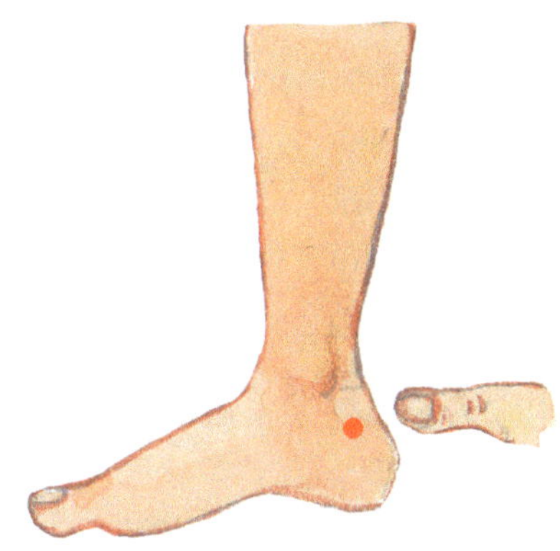

Yinbai-Punkt

Den Yinbai findest Du auf der Innenseite des großen Zehs, etwa 2 mm vom Zehennagel entfernt. Stimuliere diesen Punkt am besten mit cinem stumpfen Ende eines Zahnstochers. Es muss Schmerzen erzeugen. Mache diese Übung 1-3 Minuten jedes Mal, mehrmals am Tag. Diese Methode hilft, Menstruation zu regulieren und Blutungen zu stoppen.

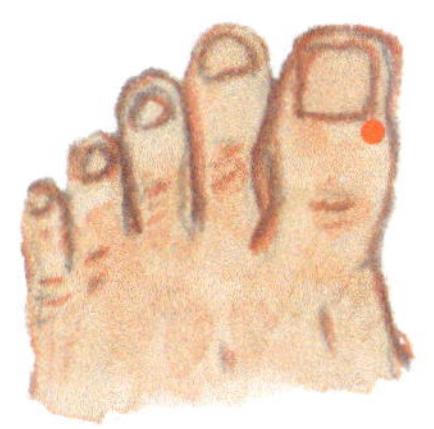

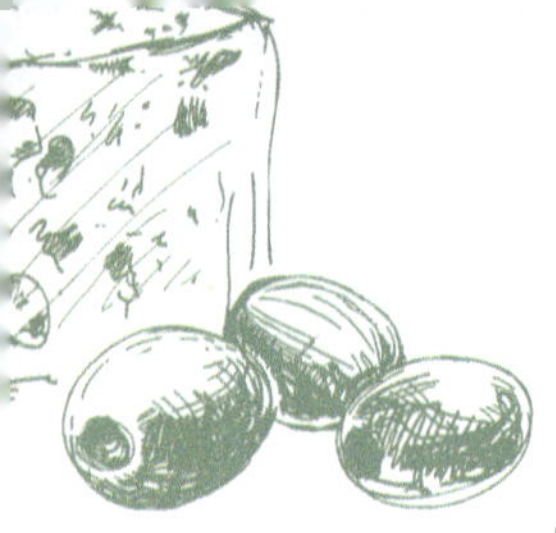

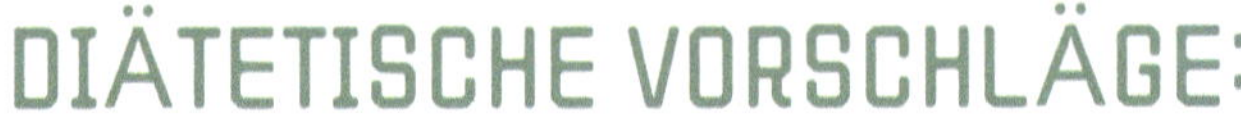

DIÄTETISCHE VORSCHLÄGE:

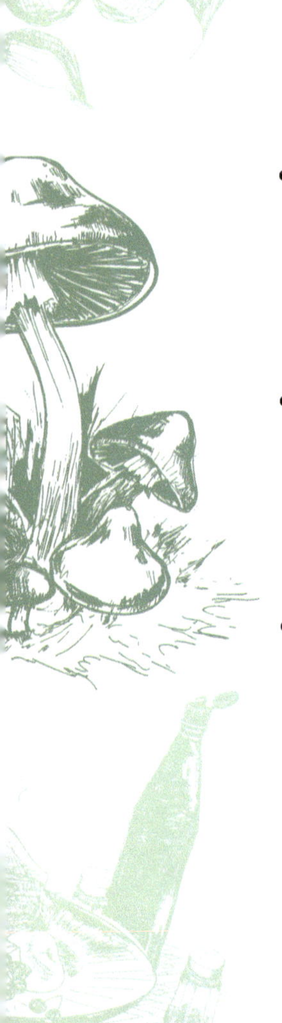

- Achte auf eine ausgewogene Ernährung und nimm mehr eisenhaltige Lebensmittel (Tierleber, mageres Fleisch, Tierblut und Sojaprodukte) zu Dir, um Menstruationsanämie zu vermeiden. Grünes Gemüse, Obst und Lebensmittel, die reich an Vitamin C sind, fördern die Blutproduktionsfunktion und unterstützen die Behandlung von Eisenmangelanämie.

- Während der Periode Bohnen, Fisch, oder mageres Fleisch zu essen unterstützt den Körper dabei, hochwertiges Protein und Mineralien zu ergänzen.

- Übermäßige Diäten können zu Ernährungsmängeln führen, die wiederum zu weniger Menstruationsfluss oder sogar Amenorrhoe führen können.

- Während der Menstruation sollte auf scharfes Essen verzichtet werden.

Weitere Tipps von Oma Ling

die bei Menstruationsstörungen helfen können:

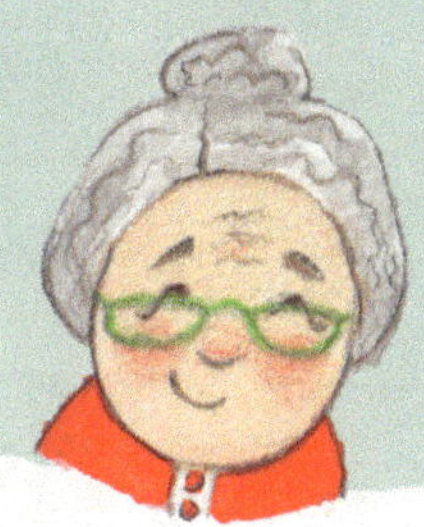

01

Bei Menstruationsstörungen sollte besonders darauf geachtet werden, Entzündungen vorzubeugen. Daher ist es ratsam, während der Periode auf Geschlechtsverkehr zu verzichten, um Infektionen zu vermeiden.

02

Optimistische Stimmung und Entspannung während der Periode sind wichtig, da Stress und Aufregung Hirnfunktionsstörungen, somit Störungen der Hypothalamus-Hypophysen-Achse verursachen, die wiederum Menstruationsstörungen nach sich ziehen können.

03

Während der Periode ist es wichtig, den Körper warm zu halten (keine bauchfreie Kleidung). Kälte kann zu Dysmenorrhoe und sogar Amenorrhoe führen.

04

Kalte Speisen oder Getränke während der Menstruation können zu einer Verkühlung der Gebärmutter führen, was Menstruationsstörungen oder Regelschmerzen verursachen kann.

05

Gynäkologische Erkrankungen sollten aktiv behandelt werden, da sie negative Auswirkung auf die Menstruation haben.

06

Das Tragen von Schuhen mit hohen Absätzen erhöht den Druck auf den Vorderfuß, somit die Stimulation und Belastung der inneren Organe und verursacht Funktionsstörungen von Leber, Niere, Gebärmutter, Blase und anderen Organen.

Blasenschwäche

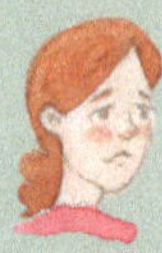

Ich hatte nie Blasenprobleme als ich jünger war, aber seit meinem 50. Lebensjahr ist meine Blasenfunktion sukzessive schwächer geworden. Ich muss nun mehrmals pro Nacht aufstehen und ich kämpfe auch tagsüber mit Harndrang. Wenn ich huste, niese, lache oder schwere Gegenstände hebe, meldet sich meine Blase. Was verursacht die Blasenschwäche? Und wie kann sie behandelt werden?

Die Ursache für Blasenschwäche variiert von Person zu Person. Harninkontinenz bei Kindern geht meist auf angeborene Fehlbildungen im Bereich des Schädels, der Wirbelsäule und des Rückenmarks, oder eine Verletzung des zentralen Nervensystems zurück. Die Behandlung kann eine Operation erfordern. Detrusorreflexe und Stress-Harninkontinenz im Alter können durch Physiotherapie (z. B. Übungen zur Entspannung der Beckenbodenmuskulatur, die Kontrollfähigkeit der Harnwege stärken) geheilt oder verbessert werden. Bakterielle Infektionen, die eine Entzündung der Blase verursachen, erfordern wiederum eine Antibiotika-Behandlung. In jedem Fall sollte mittels einer Blasenspiegelung die Ursache der Blasenfunktionsstörungen festgestellt werden, um symptomatisch zu behandeln.

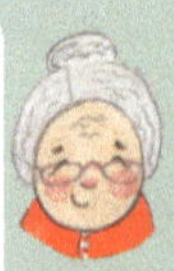

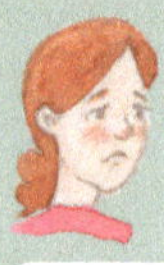

Kann man mit TCM-Methoden die Symptome lindern?

Folgende Akupressur-Übungen können helfen, Symptome wie allgemeiner Harndrang, Inkontinenz und Harnverhalt zu lindern. Die Behandlung der ursprünglich auslösenden Krankheiten – dazu zählen Blutgefäßerkrankungen, Parkinson, Hirntumor, Demenz, Rückenmarksläsionen, Diabetes, oder Beckenorganresektion – kann damit aber nicht ersetzt werden.

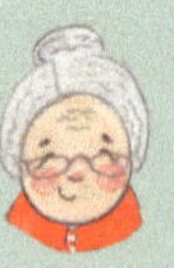

Niaokong-Punkt

Der Niaokong (Harnkontroll)-Punkt befindet sich in der Mitte des ersten Fingergelenk-Querstreifens am kleinen Finger. Verwende das dicke Ende eines Zahnstochers oder den Daumennagel und drücke kreisend auf den Punkt. Dabei sollte ein Schmerzgefühl entstehen. Je stärker die Reaktion, desto besser die Wirkung. Wiederhole diese Übung mehrmals pro Tag, je 1-3 Minuten lang. Das stoppt die nächtliche Enuresis.

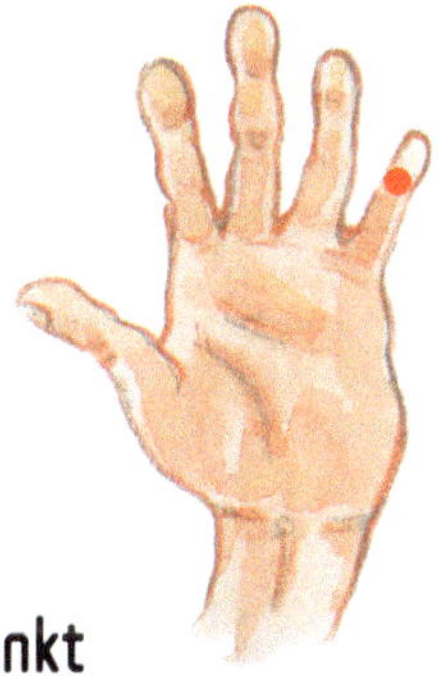

Yiniao-Punkt

Der Yiniao (Bettnässen)-Punkt befindet sich in der Mitte des Zehengelenk-Querstreifens unter der kleinen Zehe. Verwende das dicke Ende eines Zahnstochers oder den Daumennagel und drücke kreisend auf den Punkt. Auch hier gilt, je stärker die Reak-tion, desto besser die Wirkung. Wiederhole diese Übung mehrmals pro Tag, je 1-3 Minuten lang. Das hilft, hartnäckige Enuresis zu heilen.

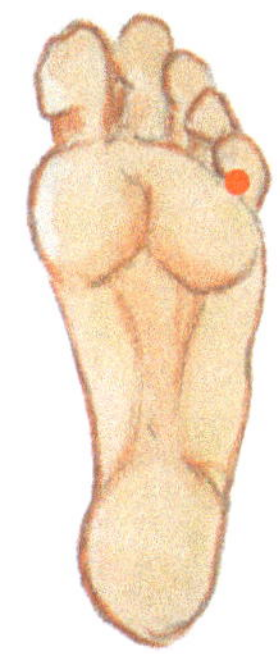

Guanyuan-Punkt/Zhongji-Punkt

Der Guanyuan befindet sich vier Querfinger unter dem Bauchnabel. Der Zhongji etwa zwei Querfinger weiter unten (also 6 Querfinger unterhalb des Bauchnabels). Beide Punkte können gleichzeitig stimuliert werden. Massiere sie mit der Handfläche im Uhrzeigersinn. Bleib aber nicht nur an der Hautoberfläche, sondern bewege den Bauch mit. Mache die Übung abends vor dem Schlafengehen und morgens nach dem Aufwachen. Massiere je 100 Mal.

Das Stimulieren von Guanyuan und Zhongji kann die Blasenfunktion verbessern und Urogenitalerkrankungen behandeln. Es zeigt gute Wirkung gegen Enuresis, Harndrang und Harnverhalt.

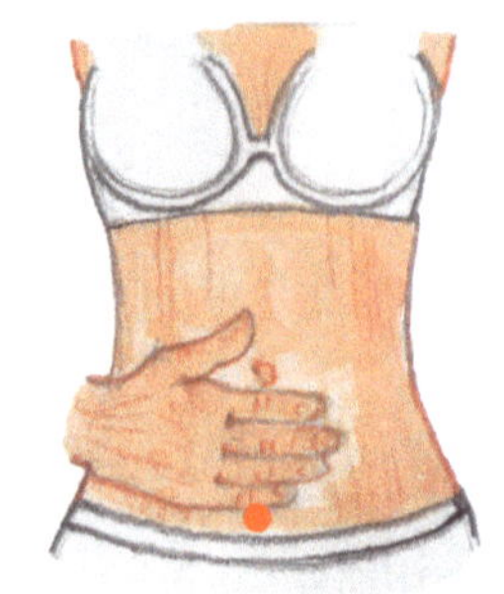

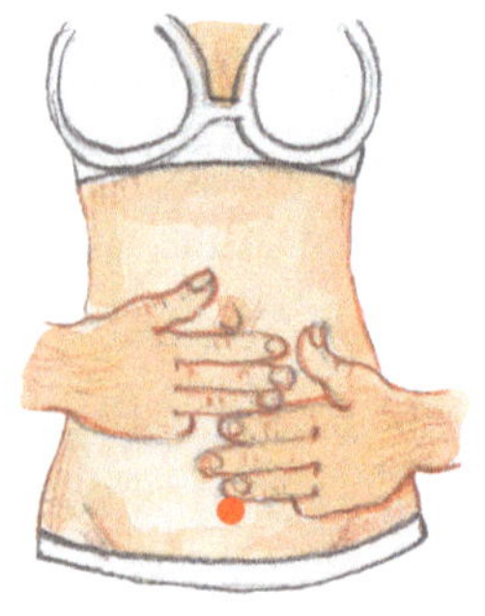

Yinlingquan-Punkt/ Shenguan-Punkt

Der Yinlingquan befindet sich auf der Innenseite der Wade, in der Vertiefung neben dem Schienbein. Die Behandlung von Yinlingquan wirkt gegen Erkrankungen der Harnorgane wie Enuresis, Harnverhalt, Harninkontinenz, Harnwegsinfektion und andere. Der Shenguan befindet sich 2-3 Fingerbreiten unter dem Yinlingquan. Akupressur an Shenguan wirkt gut gegen häufiges Wasserlassen, insbesondere bei älteren Menschen mit schlechter Nierenfunktion. Beide Punkte können nacheinander auf und ab druckmassiert werden, mehrmals täglich, je 2-5 Minuten. Die Wirkung ist stärker, je mehr Druckschmerz dabei erzeugt wird.

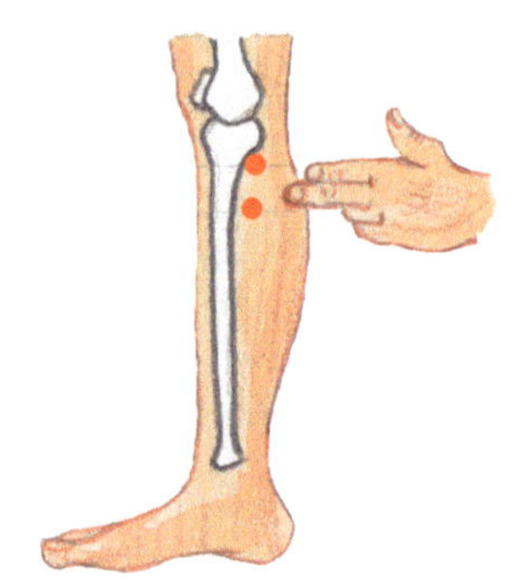

Sanyinjiao-Punkt

Der Sanyinjiao befindet sich vier Querfinger oberhalb des inneren Fußknöchels. An dieser Stelle kreuzen sich die drei Meridiane Milz, Leber und Niere. Diesen Punkt mehrmals täglich für 1-3 Minuten zu drücken, hilft sämtliche Erkrankungen im Zusammenhang mit dem Urinieren zu lindern.

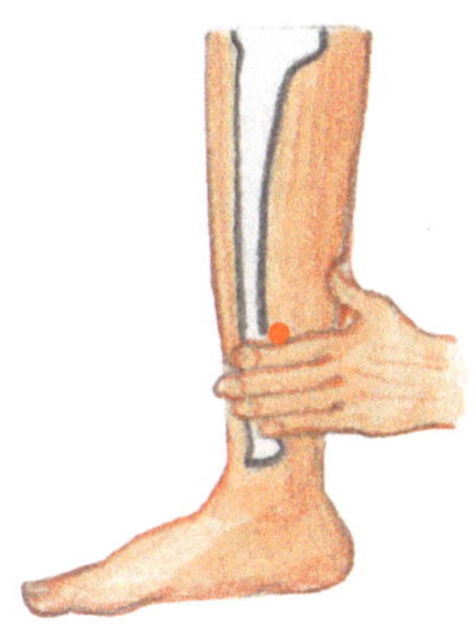

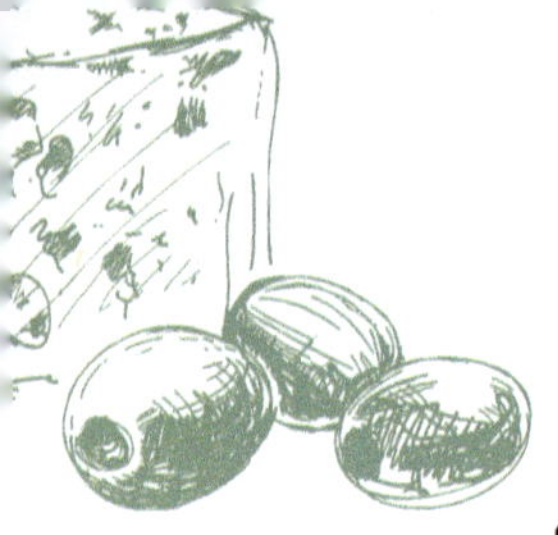

DIÄTETISCHE VORSCHLÄGE:

- 1 Monat lang kontinuierlich Hirsesuppe zu essen, hilft, Bettnässen zu heilen.
- Morgens und abends 10-15 Datteln zu verzehren wirkt gut gegen Enuresis.
- 1 Esslöffel Honig vor dem Zubettgehen zu sich zu nehmen reduziert Bettnässen.
- Koffeinhaltige und alkoholische Getränke, sowie Lebensmittel, die Süßstoff enthalten, gilt es zu vermeiden, da die Inhaltsstoffe die Symptome der Blasenschwäche verschlimmern können.
- Eine Kartoffel entsaften und den gekochten Saft trinken. Dies wirkt harn- und stuhlregulierend.
- Schweinenieren reinigen, in eine Suppe zugeben und gut kochen. Diese Suppe regelmäßig zu essen hilft gegen häufiges Wasserlassen.
- Das Quercetin in Zwiebeln hat eine harnregulierende Wirkung und hilft, Harnverhalt zu behandeln.

Weitere Tipps von Oma Ling

die bei Blasenschwäche helfen können:

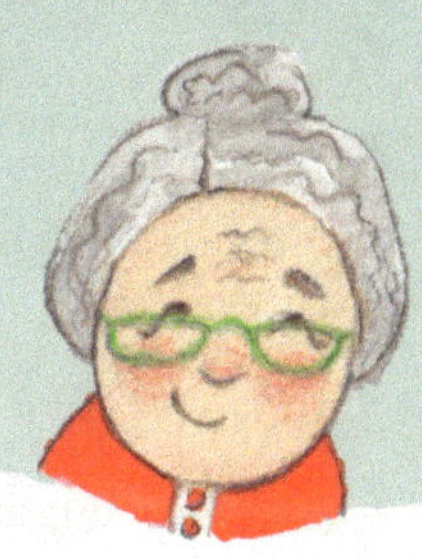

01

Bei allgemeiner Blasendysfunktion hilft die Übung, den Harn bewusst beim Urinieren zurückzuhalten. So werden die Blasendetrusor- und Sphinkterfunktion verbessert.

02

Menschen mit schwacher Blasenfunktion sollten aktiv die primäre Krankheit bekämpfen, gute Lebensgewohnheiten pflegen, gesund essen, nicht zu lange aufbleiben, Überanstrengung vermeiden, sich bewegen, Erkältung vorbeugen, Infektionen vermeiden und eine optimistische Einstellung bewahren.

03

Mit dem Rauchen aufhören, da Nikotin die Aktivität des Detrusormuskels der Blase stimuliert.

04

Achte auf Gewichtskontrolle, denn Fettleibigkeit ist ein wichtiger Risikofaktor für Harninkontinenz.

05

Patienten mit Gefäßerkrankungen, Schädeltumoren, Nervenerkrankungen, Rückenmarksverletzungen und anderen Grunderkrankungen sollten unbedingt zuerst die primäre Erkrankung behandeln.

Erektionsstörungen

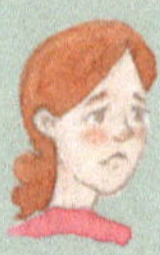

Meine Frau und ich sind mittleren Alters, beide erfolgreich im Job. Jetzt wollen wir gerne Kinder kriegen, aber ich leide unter Erektionsstörungen. Untersuchungen zeigen, dass mein Fortpflanzungssystem völlig in Ordnung ist. Warum bin ich impotent?

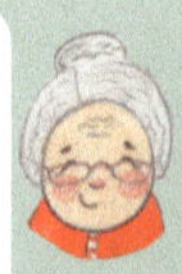

Die Erektion des Penis wird durch das Zusammenspiel des Nervensystems und des Gefäßsystems innerviert und auch von männlichen Sexualhormonen beeinflusst. Die Ursachen für Impotenz können vielfältig sein. Chronische Erkrankungen (wie Diabetes, Bluthochdruck, Fettleibigkeit), Herz-Kreislauf-Erkrankungen (wie Atherosklerose), Einnahme von Medikamenten (wie Blutdrucksenker, Psychopharmaka, bestimmte Diuretika), Hormonstörungen (Testosteronmangel, Schilddrüsenerkrankungen usw.), neurologische Probleme (diabetische Neuropathie, Multiple Sklerose, Rückenmarksverletzung usw.), Lebensstil (z. B. Rauchen, Alkoholkonsum) und letztlich psychologische Faktoren (z. B. übermäßiger Stress, mangelndes Selbstvertrauen, Beziehungsprobleme usw.) können Impotenz verursachen.

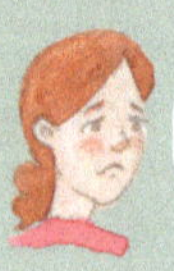

Was kann TCM gegen Erektionsstörungen tun?

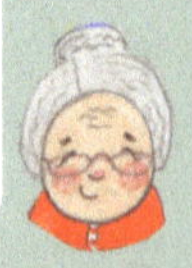

Unterstützend zu den notwendigen Medikamenten und psychotherapeutischen Beratungen kann das Stimulieren folgender Akupunkturpunkte helfen, Erektionsstörungen zu beseitigen:

Dishen-Punkt/Minmen-Punkt/Nieren-Punkt/Leber-Punkt

Diese vier Akupunkturpunkte befinden sich alle auf der Handinnenfläche: Der Dishen befindet sich auf der Wölbung der Daumenwurzel nah am Handgelenk. Der Minmen sitzt in der Mitte des ersten Kleinfingergelenks. Der Nieren-Punkt ist in der Mitte des zweiten Kleinfingergelenks verordnet, der Leber-Punkt in der Mitte des ersten Ringfingergelenks.

Verwende Deinen Nagel oder ein Zahnstocher-Bündel, um die Punkte zu stimulieren. Es soll Druckschmerzen erzeugen, nur so ist die therapeutische Wirkung gegeben. Mach das mehrmals täglich je 1 Minute lang pro Punkt. Diese Methode stärkt die Genitalfunktion und beseitigt Erektionsstörungen. Bereits nach 10 Tagen sollte eine eindeutige Besserung festzustellen sein.

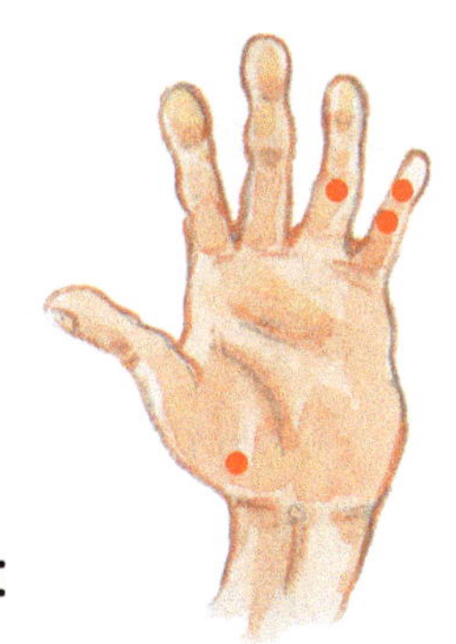

Eichel-Punkt

An der Spitze des großen Zehs liegt der Eichel-Punkt. Kneife den mit dem Nagel, dass dabei Schmerzgefühl entsteht, nur so ist die Wirkung gegeben. Der Eichel-Punkt ist mit dem Gehirn verbunden. Stimulation an diesem Punkt kann die Aktivitäten des Gehirn-zentrums mobilisieren, den Stoffwechsel fördern, die sexuelle Genitalfunktion wiederherstellen und so Erektionsstörungen beseitigen. Diese Übung mehrmals täglich je 1-3 Minuten lang durchführen, und dabei am besten den gesamten großen Zeh mit massieren.

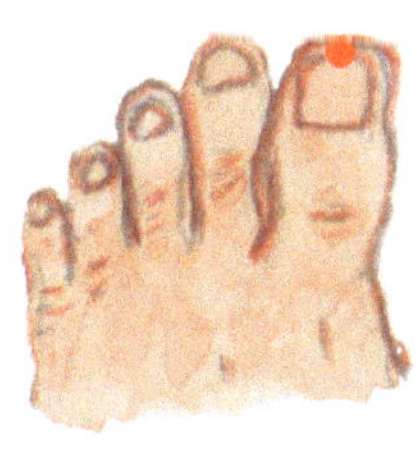

Shenque-Punkt/Guanyuan-Punkt/Zhongji-Punkt

Shenque ist der Bauchnabel, der Guanyuan befindet sich vier Querfinger unter dem Bauchnabel, und der Zhongji etwa zwei Querfinger weiter unten (also 6 Querfinger unterhalb des Bauchnabels). Die drei Punkte können gleichzeitig stimuliert werden. Massiere sie im Liegen mit der Handfläche abwechselnd im und entgegen des UZS. Bleibe dabei nicht nur an der Hautoberfläche, sondern bewege den ganzen Bauch mit. Mache die Übung jeden Abend vor dem Schlafengehen und morgens nach dem Aufwachen, jeweils 5 Minuten lang. Nach zwei Monaten sollte die Genitalfunktion wiederhergestellt und die Erektionsstörung beseitigt sein.

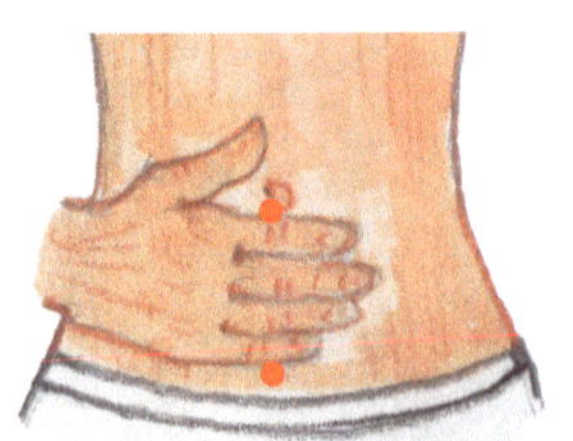

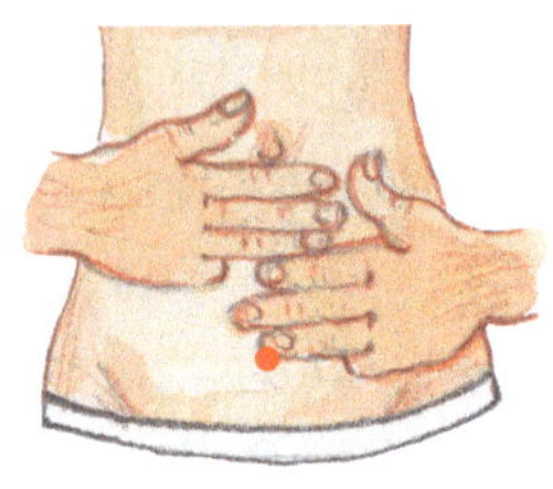

Shenshu-Punkt

Am unteren Rücken, auf der Höhe des Bauchnabels, befinden sich symmetrisch, auf beiden Seiten der hinteren Mittellinie, der linke und der rechte Shenshu. Sie sind etwa vier Querfinger voneinander entfernt. Reibe die beiden Punkte mit der Handinnenfläche täglich 100 Mal, so dass sie ganz warm werden. Diese Übung stärkt die Nieren, beseitigt Erektionsstörungen und stellt die Genitalfunktion wieder her.

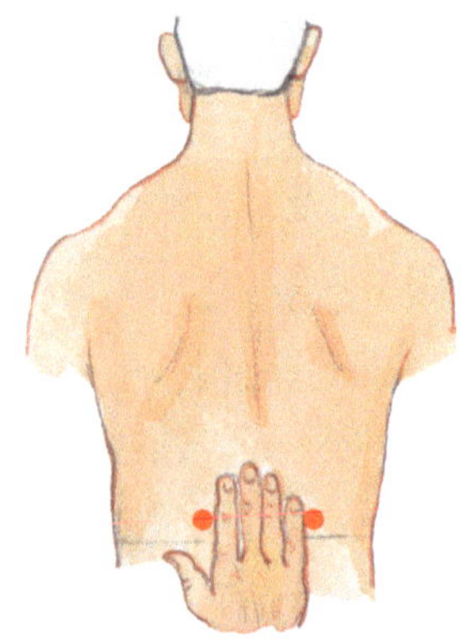

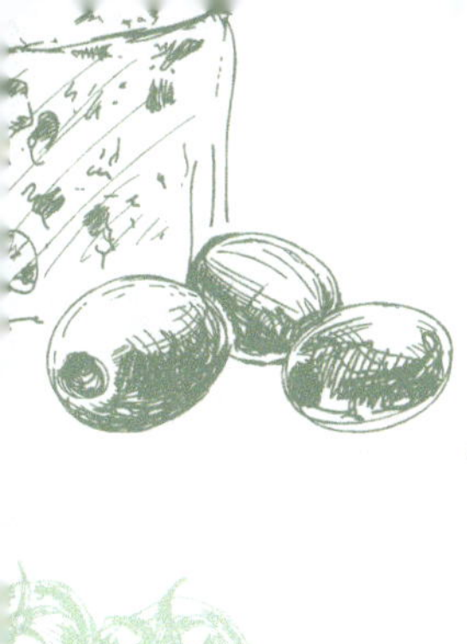

DIÄTETISCHE VORSCHLÄGE:

- Tierische Innereien enthalten eine Vielzahl an Sexualhormonen und Nebennierenkortikosteroiden, welche die Spermienvitalität verbessern können.

- Zinkhaltige Lebensmittel (wie Austern, Rindfleisch, Schweinefleisch, Schweinenieren, Hühnerfleisch, Hühnerleber, Hühnereier, Erdnüsse usw.) und argininhaltige Lebensmittel (wie Yamswurzel, Ginkgo, Seegurke, Oktopus usw.) haben eine gute Wirkung gegen vorzeitige Ejakulation, Impotenz und Libidoverlust.

- Walnuss-Partitionen (Trennwände in Walnüssen) besitzen eine nachweislich medizinische Wirkung gegen sexuelle Funktionsstörungen. Dafür diese im Wasser zum Kochen bringen und den so entstandenen Tee trinken.

Weitere Tipps von Oma Ling

die bei Erektionsstörungen helfen können:

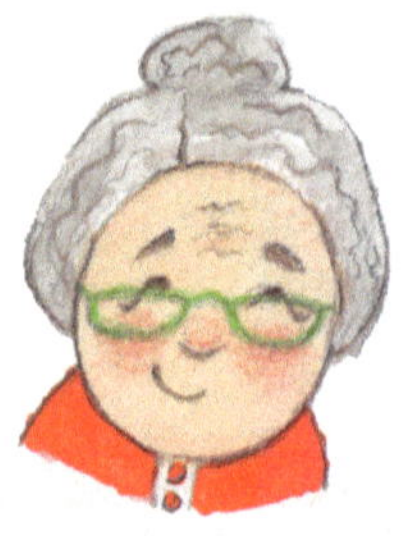

01

Potenzsteigende Medikamente haben oft toxische Nebenwirkungen und können für Herz-Kreislauf-System, Atemweg, Verdauungstrakt sowie das Nervensystem schädlich sein. Unsachgemäße Anwendung kann Körperreaktionen wie Aufregung, Schlaflosigkeit, Herzklopfen und psychische Traumata hervorrufen.

02

Eine langfristige Abhängigkeit von Aphrodisiaka kann zu einem übermäßigen Sexualleben führen, was die Hypophyse dazu bringt, zu viele Hormone auszuscheiden. Prostatahypertrophie und sogar Prostatakrebs können die Folgen sein. Besonders alte und schwache Menschen oder Menschen mit schlechter Leber- und Nierenfunktion sollten daher vorsichtig mit Aphrodisiaka umgehen und zuvor am besten ärztlichen Rat einholen.

03

Schlechte Spermienqualität kann unter anderem mit Faktoren wie schlechter Körper-Fitness, übermäßigem Sexualleben, Umweltverschmutzung, Strahlung und Ernährung zusammenhängen. Um gesund zu sein, müssen Männer lernen, ihre Kraft aufzuladen, Zigaretten- und Alkoholkonsum einzuschränken, sich ausgewogen zu ernähren und angemessen zu bewegen, und ausreichend zu schlafen.

04

Die sexuelle Funktion ist eng mit der Funktion der inneren Organe wie Nieren und Leber verbunden. Je aktiver die inneren Organe, desto energetischer der Mensch. Stimulation an Fußsohlen, insbesondere am Vorderfuß, kann die Körperenergie steigern.

05

Beim Urinieren auf Zehenspitzen zu stehen, ist eine einfache Methode zur Verbesserung der sexuellen Funktion.

Haarausfall

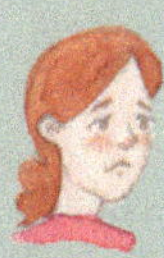

Beim täglichen Haarekämmen verliere ich immer mehr Haare. Werde ich schon bald eine Glatze haben?

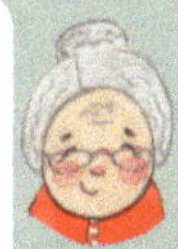

Haarwuchs gehört zum Stoffwechsel. Die Menge von ausgefallenen und neu gewachsenen Haaren ist normalerweise in der Balance. Die Gesamthaarmenge bleibt daher unverändert. Wenn man aber mehr als 100 Haare pro Tag verliert und deutlich weniger nachwächst, ist das ein Zeichen für Haarausfall.

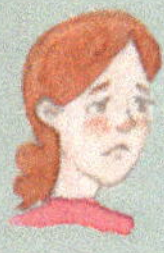

Was sind die Ursachen für Haarausfall?

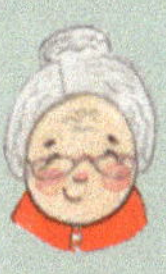

Das muss mittels Bluttests festgestellt werden. Ein Labortest mit Schuppenproben hilft dabei abzuklären, ob Pilzinfektionen den Haarausfall verursachen. Nur wenn die Ursachen klar sind, kann man die Symptome bekämpfen. Mache Dir aber nicht zu viel Sorgen, denn Stress verschlimmert den Haarausfall.

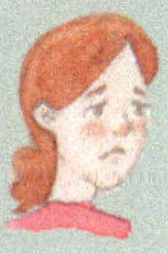

Wie kann mich die TCM bei Haarausfall unterstützen?

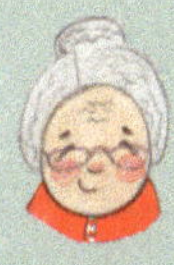

Folgende Methoden helfen:

Baihui-Punkt klopfen

Der Baihui ist in der Vertiefung am Schnittpunkt der Mittellinie des Kopfes und der Verbindung zwischen den Spitzen der beiden Ohren zu finden. Drücke mit dem Zeige- oder Mittelfinger auf den Baihui und massiere den Punkt 60 Mal. Klopfe anschließend 100 Mal sanft mit leerer Faust auf den Punkt. Wiederhole das 3-5 Mal am Tag. Diese Methode fördert die Durchblutung, erhöht die Strapazierfähigkeit der Kopfhaut und verhindert Haarausfall und Haarbruch.

Taixi-Punkt und Yongquan-Punkt stimulieren

Den Taixi findest Du in der Vertiefung hinter dem Knöchel an der Innenseite des Fußes. An dieser Stelle ist das Pulsieren der Arterie spürbar. Der Yongquan befindet sich im oberen Drittel der Fußsohle. Für die Behandlung solltest Du ein 10 minutiges warmes Fussbad vor dem Schlafengehen machen und danach den Taixi 2 Minuten lang unter Druckschmerz und etwas Taubheit massieren Reibe anschließend den Yongquan mit der Handfläche (von der Ferse in Richtung Zehen), 100 Mal pro Fuß. (Diabetiker sollten Fussbäder meiden. Da die Füße weniger temperaturempfindlich sind, besteht Verbrennungsgefahr. Es wird empfohlen, nur die Akupunkturpunkte zu massieren).

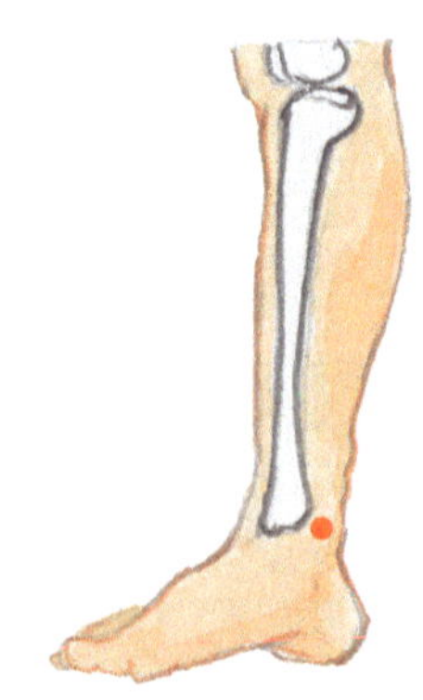

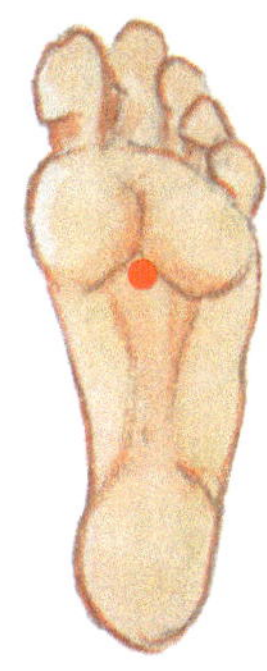

Kopf klopfen und Haare kämmen

Klopfe mit 10 Fingern (Fingerkuppen) 2 Minuten lang die gesamte Kopfhaut ab und kämme anschließend, ebenfalls mit den Fingerkuppen, (auf keinen Fall mit den Fingernägeln) für 2 Minuten die Haare vom vorderen bis zum hinteren Haaransatz. Wiederhole 3 bis 5 Mal täglich.

Hinterkopf reiben

Lege eine Hand auf den vorderen Haaransatz und streife mit etwas Kraft über den Hinterkopf bis zum Nacken. Wiederhole die Übung mit der anderen Hand, insgesamt 30 Mal täglich. Diese Methode stärkt die Kopfhaut und beugt Haarausfall vor.

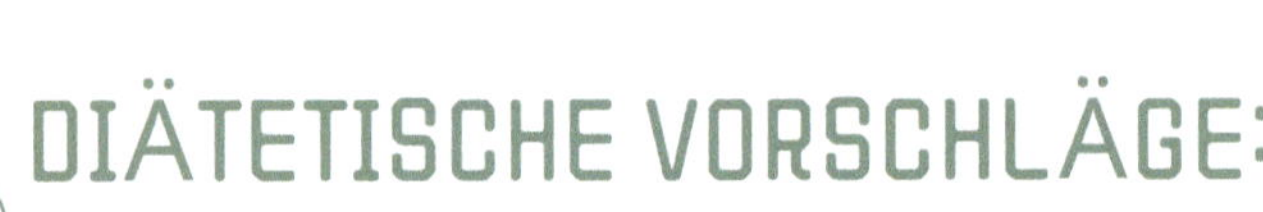

DIÄTETISCHE VORSCHLÄGE:

Auch aus der Pflanzenwelt gibt es gute Hilfsmittel gegen Haarausfall:

Thujen Sud:

- Etwa 150g frisch geschnittene und kleingehackte Thujenzweigen vorbereiten.
- Übergieße sie in einem Topf mit 3 Liter Wasser, erhitze den Topf und lasse den Tee 10 Minuten lang aufkochen.
- Nimm das Gebräu vom Herd und seihe es ab. Hat der Sud eine annehmbare, lauwarme Temperatur erreicht, kann man damit die Haare waschen (ohne Shampoo) und danach mit klarem Wasser ausspülen.
- Wiederhole diese Methode alle 3-4 Tage. Das beugt nicht nur Haarausfall vor, sondern verleiht den Haaren auch einen natürlichen Glanz.

Maulbeerblätte Sud:

- Statt der Thujenzweige kannst Du auch eine Handvoll frischer (oder 16g getrockneter) Maulbeerblätter verwenden.

Weitere Tipps von Oma Ling

die bei Haarausfall helfen können:

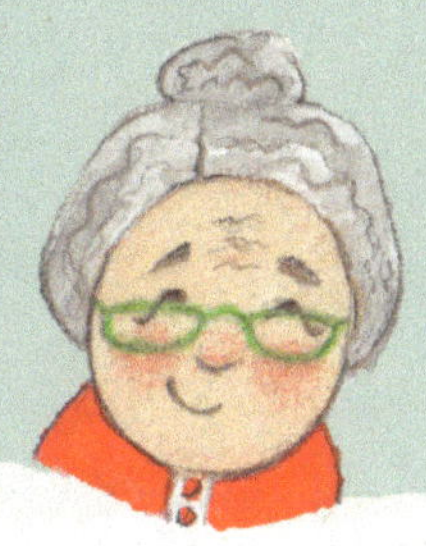

01

Postpartaler Haarausfall ist häufig und tritt bei fast 50% der Frauen nach der Geburt auf. Ausgelöst durch die Veränderungen des Hormonspiegels während der Schwangerschaft. Dies ist ein vorübergehendes Phänomen und verursacht keinen starken Haarausfall. Wird auf ausgeglichene Ernährung geachtet, sollte sich der Haarwuchs spätestens nach einem Jahr wieder normalisiert haben.

02

Anspannung, Angst, oder negative Stimmungen verursachen Hirnhautdysfunktion und Nervensystem-Funktionsstörungen, was zu Haarausfall führen kann. Je mehr Sorgen, desto mehr Haarausfall. Je mehr Hausausfall, desto mehr Sorgen. Auf Dauer gerät man in einen Teufelskreis. Daher sollte stets auf ausreichend geistige Entspannung geachtet werden.

03

Schlechte Verdauung und Resorption, monotone und einseitige Ernährung können leicht zu einer unzureichenden Versorgung mit Proteinen, Vitaminen oder Mineralstoffen im Körper führen, was sich wiederum auf das Haarwachstum und den Stoffwechsel auswirkt. Daher ist eine ausgeglichene Ernährung wichtig. Für einen gesunden Haarwuchs dürfen frisches Obst und Gemüse, Fleisch, Meeresfrüchte, Hülsenfrüchte und Eier nicht fehlen.

04

Achte auf die Pflege der Haare. Verwende am besten einen Holzkamm, ziehe beim Kämmen nicht zu fest an den Haaren, binde die Haare nicht zu fest, färb die Haare nicht zu oft und föhne die Haare nicht zu heiß.

05

Achte auf Ruhepausen, vermeide zu spätes ins Bett gehen und sorge für ausreichend Schlaf.

Alkoholsucht

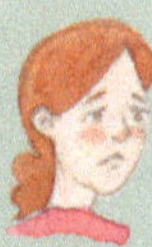

Mein Mann ist alkoholsüchtig. Er trinkt jeden Tag und die Menge, die er konsumiert, geht weit über ein gesundes Maß hinaus. Jetzt ist er leberkrank. Der Arzt hat ihm verboten, Alkohol zu trinken. Er kämpft gegen die Sucht. Das kostet ihn große Anstrengung und es geht ihm dabei nicht gut. Gibt es Möglichkeiten, ihm mit TCM-Methoden zu unterstützen?

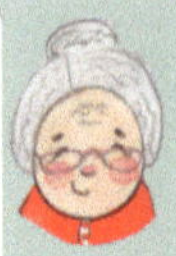

Langfristiger Alkoholkonsum beeinträchtigt das Gedächtnis und die kognitiven Fähigkeiten des Menschen und erhöht die Wahrscheinlichkeit einer Alzheimer-Krankheit im Alter. Außerdem kann erhöhter Alkoholkonsum über eine längere Zeit zu Bluthochdruck, sowie Erkrankungen in Rachen, Speiseröhre, Mund, Leber, Bauchspeicheldrüse, Darm, Prostata und anderen Körperteilen führen. Daher sollte auf Alkohol verzichtet werden. Eine plötzliche Abstinenz von Alkohol bringt jedoch eine Reihe von Beschwerden für den Körper mit sich und verursacht in schweren Fällen sogar Krankheitssymptome. Deshalb sollte man erwägen, die Menge an Alkohol, die man konsumiert, schrittweise zu reduzieren und langsam aufhören, zu trinken. Folgende Akupressur-Übungen können den Entwöhnungsprozess erleichtern:

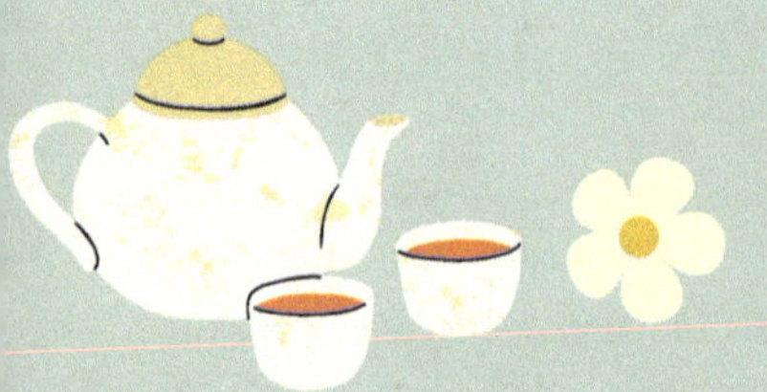

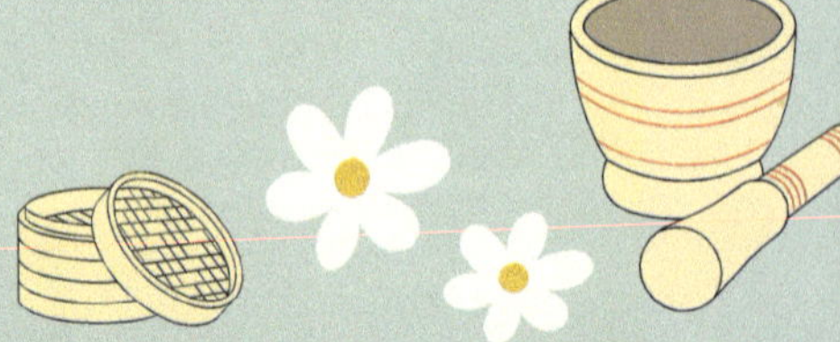

Baihui-Punkt

Der Baihui ist in der Vertiefung am Schnittpunkt der Mittellinie des Kopfes und der Verbindung zwischen den Spitzen der beiden Ohren zu finden. Drücke und massiere den Punkt mit Zeiger- oder Mittelfinger 3 Minuten lang, abwechselnd sanft und etwas kräftiger. Klopfe anschließend 100 Mal sanft mit der Handinnenfläche auf den Punkt (und die Fläche drumherum). Wiederhole diese Übung 1-3 Mal am Tag.

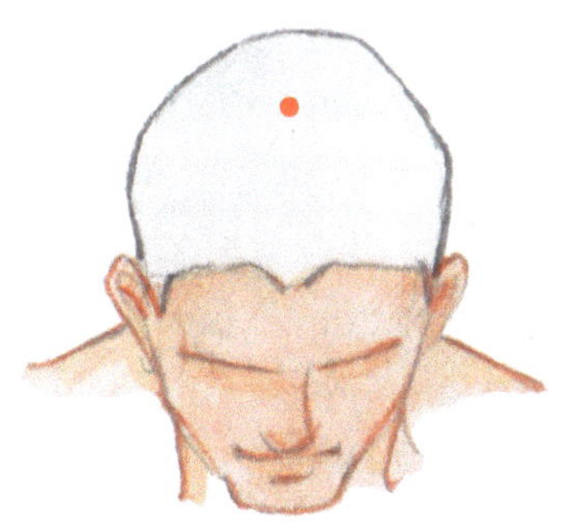

Shenmen-Punkt

Der Shenmen befindet sich auf Höhe der Handwurzel, auf der Handinnenseite des Handgelenks, in der Verlängerung zwischen kleinem und Ringfinger, neben der Sehne des kleinen Fingers. Drücke den Punkt für drei Sekunden und mache dann eine kurze Pause. Wiederhole diese Übung 100 Mal oder mehr.

Baihui und Shenmen wirken beide beruhigend auf den Körper und den Geist. Die Kombination der obigen beiden Akupressur-Übungen kann erhöhte Reizbarkeit und Unwohlsein lindern, die durch die Alkoholabstinenz hervorgerufen werden.

Zusanli-Punkt

Der Zusanli befindet sich vier Querfinger unterhalb der Kniescheibe, außen, in der Vertiefung zwischen dem Schienbein und dem Wadenbein. Drücke den Zusanli an jedem Bein 1-3 Mal täglich für je 2 Minuten.

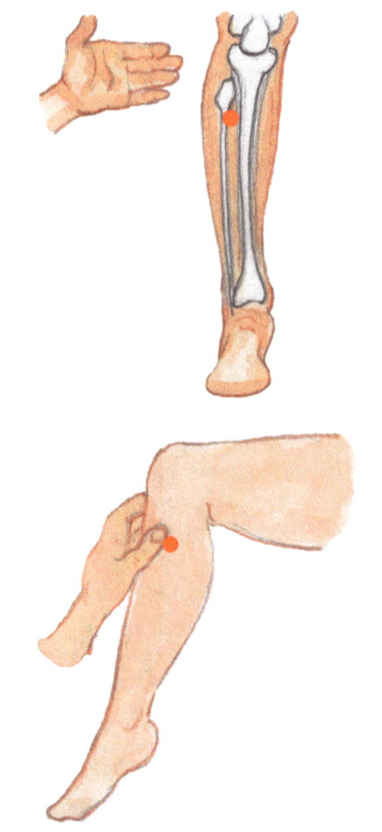

Sanyinjiao-Punkt

Auf der Innenseite der Wade, vier Querfinger oberhalb des inneren Knöchels, hinter dem Schienbein, findest Du den Sanyinjiao. Drücke diesen Punkt 3-5 Minuten lang. Wiederhole die Übung mehrmals am Tag.

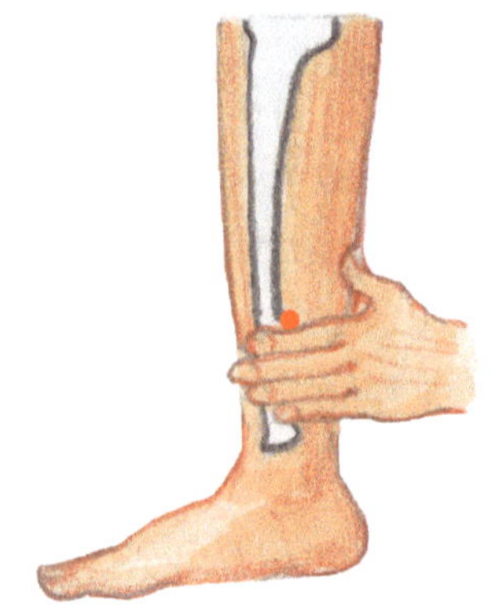

Pishu-Punkte und Shenshu-Punkte

Die beiden Pishu-Punkte befinden sich symmetrisch links und rechts an der Wirbelsäule (zwischen 11. Brustwirbel und 12. Brustwirbel), vier Querfinger voneinander entfernt. Den Pishu findest Du leicht mithilfe der Shenshu-Punkte, die sich auf Höhe des Bauchnabels befinden. Von dort aus gehst Du drei Wirbel nach oben. Die Vertiefungen auf beiden Seiten der Wirbelsäule sind die Pishu-Punkte. Massiere und reibe die Pishu-Punkte und die Shenshu-Punkte für 2 Minuten auf und ab, und wiederhole die Übung 3 bis 5 Mal am Tag.

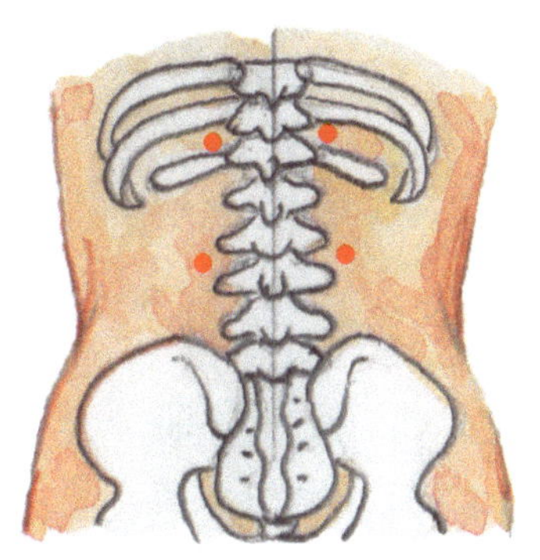

In der Alkoholentwöhnungsphase können obige Akupressurmethoden je nach Bedarf auch häufiger angewendet werden. Wenn notwendig können auch die Behandlungszeiten auf ca. 3-5 Minuten je Übung ausgedehnt und zudem mit etwas mehr Kraft durchgeführt werden, sodass lokal eindeutige Druckschmerzen und sogar Taubheit auftreten. Nur so können die durch Alkoholabstinenz verursachten Beschwerden wirksam reduziert werden.

Die vier Akupunkturpunkte Zusanli, Sanyinjiao, Pishu und Shenshu in Kombination zu druckmassieren, kann die Milz und den Magen stärken, die Verdauung fördern, den Energiefluss im Körper und den Kreislauf regulieren, und so die Appetitlosigkeit, Übelkeit und Erbrechen lindern, die durch Alkoholabstinenz verursacht werden.

Weitere Tipps von Oma Ling

um die Heilung einer Alkoholsucht im Alltag zu unterstützen:

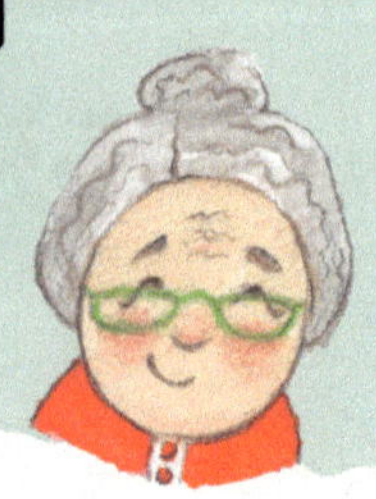

01

Das Antioxidants Resveratrol in Rotwein weist eine positive Wirkung auf die Insulinsensitivität und Herz-gesundheit auf und kann das Risiko von Herzerkrankungen, Krebs und Alzheimer reduzieren. Daher ist der Konsum kleinerer Mengen Rotwein grundsätzlich gut für die Gesundheit (solange keine Alkoholab-hängigkeit vorliegt!).

02

Bier hat einen niedrigen Alkohol-gehalt, ist reich an Aminosäuren, Vitaminen, anorganischen Salzen, niedermolekularen Zuckern und verschiedenen Enzymen. Ein angemessener Bierkonsum fördert die Verdauung und senkt das Risiko von Osteoporose im Alter. Zu viel Bier erzeugt jedoch überschüssige Kalorien im Körper, die wiederum Fettleibigkeit begünstigen. Bier hat negative Auswirkungen auf Leber, Niere, Herz und Kreislauf. Für Men-schen mit Gicht ist Bier ein absolutes Tabu. Der Konsum kann Anfälle auslösen und Symptome verschlimmern.

03

Schwangere sollen sich von Alkohol absolut fernhalten. Alkohol kann dem Fötus schaden, Fehlbildungen, Wachstumsverzögerungen und Verhaltensstörungen verursachen.

Weitere Tipps von Oma Ling

um die Heilung einer Alkoholsucht im Alltag zu unterstützen:

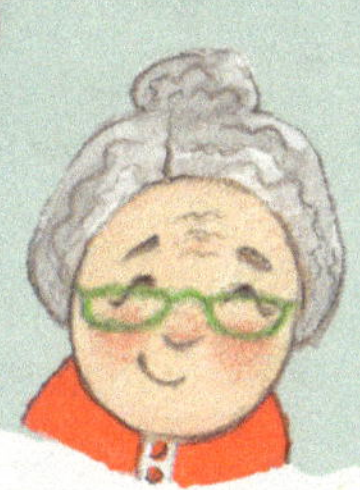

04

Chinakohl, weißer Rettich und Sellerie haben, mit Essig vermischt, eine gewisse Wirkung, Alkohol zu neutralisieren.

05

Frische Früchte wie Birnen, Orangen und Kaki haben ebenfalls eine gewisse Wirkung, Alkohol zu neutralisieren.

06

Grünes Blattgemüse enthält Antioxidantien und Vitamine und kann die die Leber vor Alkoholschaden schützen. Milch kann Proteine gerinnen, die Magenschleimhaut schützen und so eine Neutralisierung von Alkohol erleichtern.

07

Den oberen Rücken warm und rot zu reiben hilft, die Alkoholwirkung zu reduzieren. Die Handflächen gegeneinander zu reiben, wirkt ernüchternd und beruhigend.

Nikotinsucht

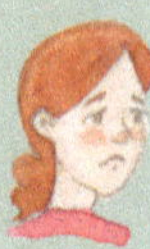

Mein Kollege in der Arbeit ist Zigarettenabhängig. Ihm ist klar, dass Rauchen gesundheitsschädlich ist, und er hat auch immer wieder versucht, mit dem Rauchen aufzuhören. Er hat aber jedes Mal wegen starker Entzugserscheinungen (Kopfschmerzen, Verstopfung, Depression, Reizbarkeit, usw.) aufgegeben. Jetzt, da seine Frau schwanger ist, ist er fest entschlossen, mit dem Rauchen aufzuhören. Kann ich ihm gute TCM-Methoden empfehlen, die ihm dabei helfen?

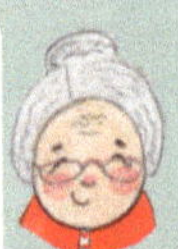

Langzeitraucher sind nikotinabhängig und daher, sollten sie abrupt aufhören, anfälliger für Entzugserscheinungen, die manchmal mehrere Monate anhalten können. Die Behandlung der folgenden Akupunkturpunkte und Reflexzonen kann helfen, die Entzugserscheinungen zu mildern und die Raucherentwöhnung zu fördern:

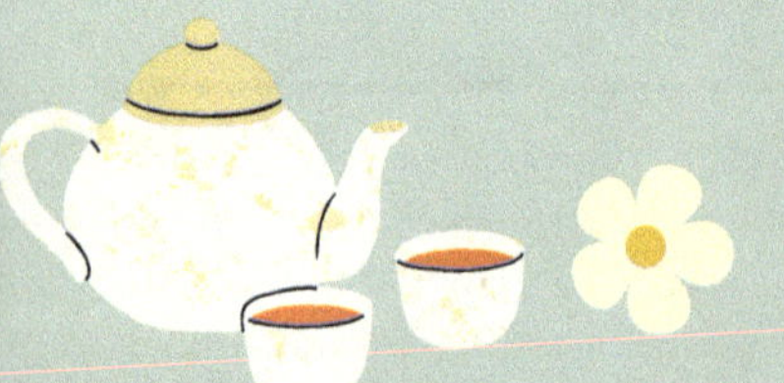

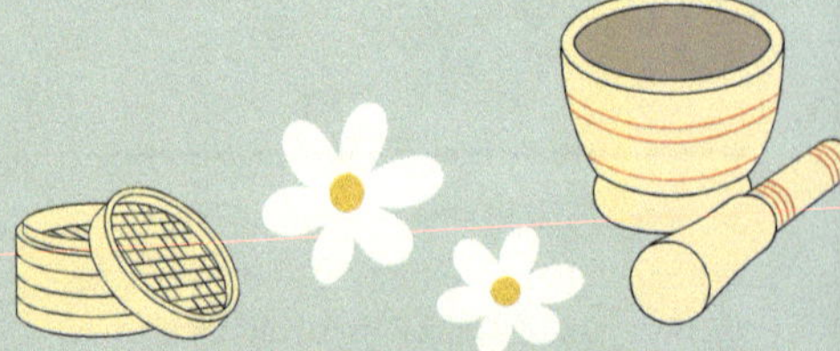

Yangxi-Punkt/Lieque-Punkt/Jieyan-Punkt

Spanne Deinen Daumen an. An der Handwurzel kommen zwei Sehnen zum Vorschein. Der Punkt in der Grube zwischen den beiden Sehnen ist der Yangxi.

Lege beide Hände wie unten abgebildet gekreuzt aufeinander. Die Handfläche der unteren Hand zeigt zur Brust, die der oberen Hand nach unten. Die Position, in die der Zeigefinger der oberen Hand fällt, und wo der Puls zu fühlen ist, ist der Lieque-Punkt.

Der Jieyan-Punkt befindet sich ungefähr in der Mitte zwischen Yangxi und Lieque. Man kann dort ein Grübchen fühlen. Raucher sollten an dieser Stelle eindeutige Druckschmerzen spüren. Das feste Drücken dieses Punkts kann Nikotinsucht rasch bekämpfen. Für die Selbstbehandlung solltest Du alle drei Akupunkturpunkte mehrmals täglich und jedes Mal 1-3 lang Minuten druckmassieren.

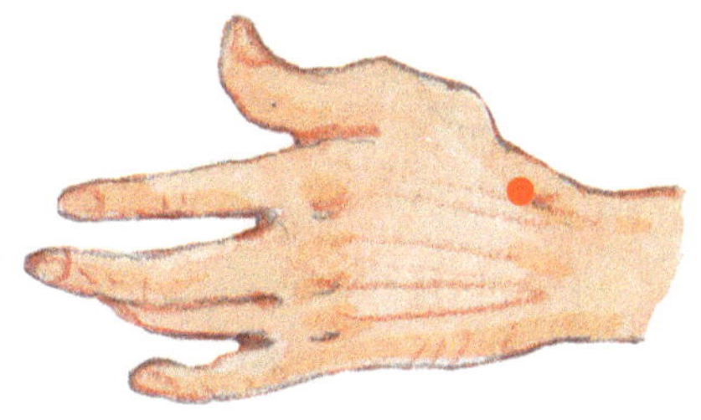

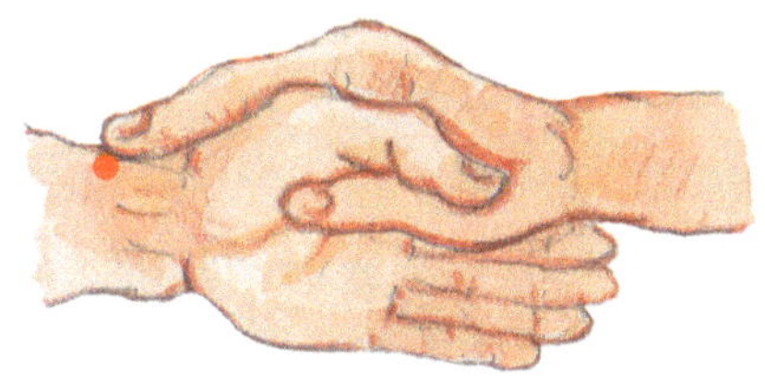

Taiyuan-Punkt

Halte die Handfläche nach oben. In der radialen Vertiefung beim ersten Querstreifen unter der Handfläche, wo der Puls mit dem Finger zu fühlen ist, liegt der Taiyuan-Punkt. Diesen Punkt mehrmals täglich je 1-3 Minuten lang drücken.

Shenmen-Punkt

Der Shenmen befindet sich auf Höhe der Handwurzel, auf der Handinnenseite des Handgelenks, in der Verlängerung zwischen kleinem und Ringfinger, neben der Sehne des kleinen Fingers. Drücke den Punkt für 1-3 Minuten lang (nicht zu kräftig, es reicht, wenn ein Druckschmerz spürbar ist) und wiederhole die Übung mehrmals täglich.

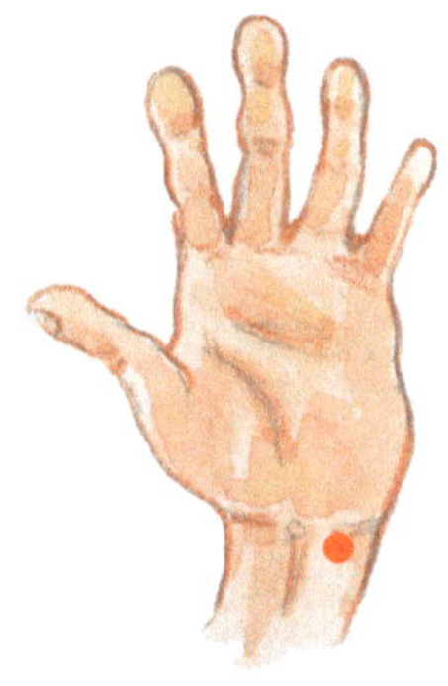

Nebennierenreflexzone des Fußes

Diese Reflexzone befindet sich leicht seitlich am Schnittpunkt des ersten Mittelfußknochens mit dem Metatarsophalangealgelenk (MTP-Gelenk). Halte den Fuß mit einer Hand fest und drücke diese Zone mit dem gebogenen Zeigerfingeder anderen Hand (die halbgeballt ist) tief und fest. Behandle jeden Fuß10 Minuten pro Tag. Das kann das Interesse am Rauchen erheblich reduzieren.

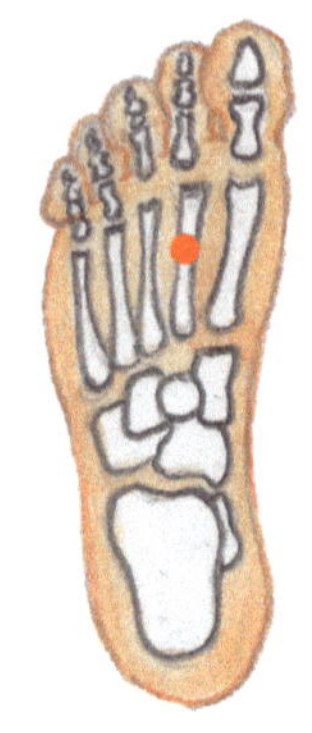

Weitere Tipps von Oma Ling

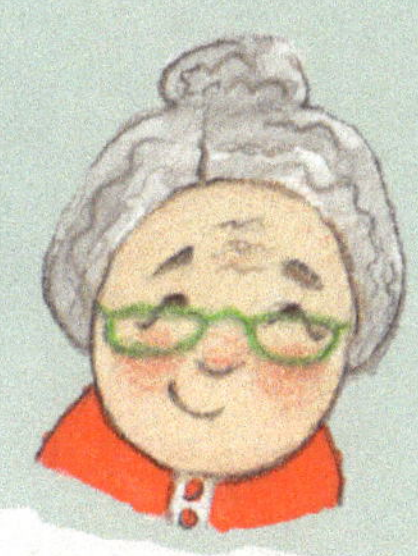

01

Während der Raucherentwöhnung sollten Lebensmittel bevorzugt werden, die reich an Vitamin E sind, wie Vollkornbrot, Nüsse, grünes Gemüse, Bohnen, Getreide, usw. Außerdem ist es wichtig, ausreichend Wasser zu sich zu nehmen, damit der Magen gefüllt ist. Die Ergänzung von Vitamin B und Cystein kann den Behandlungseffekt ebenfalls verbessern.

02

Der Verzehr von Walnüssen, Erdnüssen und anderen Snacks, die geschält werden müssen, hält die Finger beschäftigt und wirkt so dem Drang zu rauchen entgegen.

03

Wenn die Lust zum Rauchen sehr stark wird, hilft es, einen Stift in den Mund zu nehmen und das Bedürfnis durch „Ersatzhandlung" zu stillen.

04

Bei schönem Wetter im Freien laufen oder wandern zu gehen hilft ebenfalls bei der Rauchentwöhnung. Denn wenn die Lungen mit frischer Luft gereinigt sind, vergeht das Verlangen nach Nikotin.

05

Gaming, Filme, Fernsehen oder Musik lenken vom Rauchen ab.

06

Wer vollständig mit dem Rauchen aufhören will, braucht einen starken Willen. Daher sollte man sich mental gut auf eine Entwöhnung vorbereiten, um körperliche und psychische Schäden zu vermeiden.

Zuckersucht

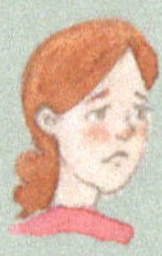

Süßigkeiten schmecken gut und machen glücklich. Ich liebe Süßigkeiten und halte keinen Tag ohne aus. Allerdings werde ich nervös, müde und gereizt, wenn ich unter Zuckermangel stehe. Bin ich zuckersüchtig?

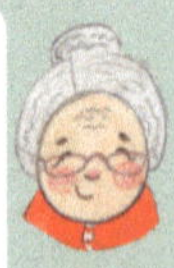

Zucker ist eine wichtige Energiequelle für uns Menschen, die nicht fehlen darf. Der moderne Mensch steht unter anhaltendem physischem und psychischem Druck. Die steigende Hormonproduktion verlangt immer mehr Energie. Zucker erzeugt diese am schnellsten. Das Gehirn wird durch Zucker angeregt, mehr Dopamin auszuschütten, was den Menschen glücklich macht. Zuckersucht kann also jeden treffen und die meisten Menschen bemerken ihre Sucht häufig gar nicht.

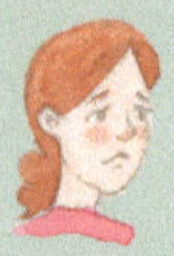

Ist Zuckersucht eigentlich gefährlich?

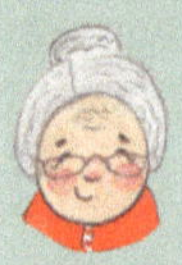

Wenn viel Zucker in den Mund gelangt, führt das schnell zu Mund- und Kiefergeschwüren. Zuckersucht verursacht Fettleibigkeit und verlangsamt den Stoffwechsel der Vitamin-B-Familie, was wiederum Knochenbrüche, Fettleber und Zellalterung begünstigt. Diese Auswirkungen können die Lebensdauer u. U. erheblich verkürzen.

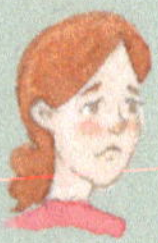

Ab welcher Menge Zuckerkonsum pro Tag spricht man von Zuckersucht?

Zuckersucht

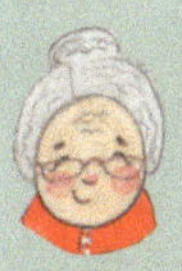

Jeder Körper ist anders. Der Zuckerbedarf ist daher von Mensch zu Mensch unterschiedlich. Im Durchschnitt reichen uns täglich 30-40 Gramm Zucker. In vielen Grundnahrungsmitteln wie Reis, Nudeln und Wurzelgewächsen ist bereits Zucker enthalten. Auch wenn sie nicht süß sind, sind sie die Hauptquelle für Zucker im menschlichen Körper. Obst und einige Gemüsearten enthalten ebenfalls Zucker.

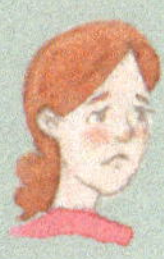

Wie kann ich mit TCM die Zuckersucht bekämpfen?

Zuckersucht kann wie eine Drogenabhängigkeit angesehen werden. Setzt man den eigenen Zuckerkonsum plötzlich und heftig ab, kann dies Entzugserscheinungen wie Depressionen, Reizbarkeit und Trägheit hervorrufen. Während des Entzugs wird das Verlangen nach Zucker darüber hinaus sogar noch stärker. Daher ist nicht jeder für eine "plötzliche Abstinenz" geeignet. Die Herangehensweise in der TCM ist darauf ausgerichtet, einige Akupunkturpunkte zu drücken, um das Glücksgefühl des Zuckerkonsums zu ersetzen und gleichzeitig Depressionen, Missstimmung, Müdigkeit und andere Nebenwirkungen, die durch Zuckerentzug verursacht werden können, zu lindern. Auf diese Weise fällt der Zuckerentzug leichter und der Effekt ist nachhaltiger.

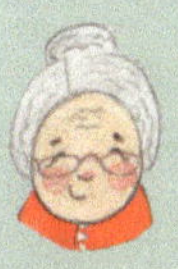

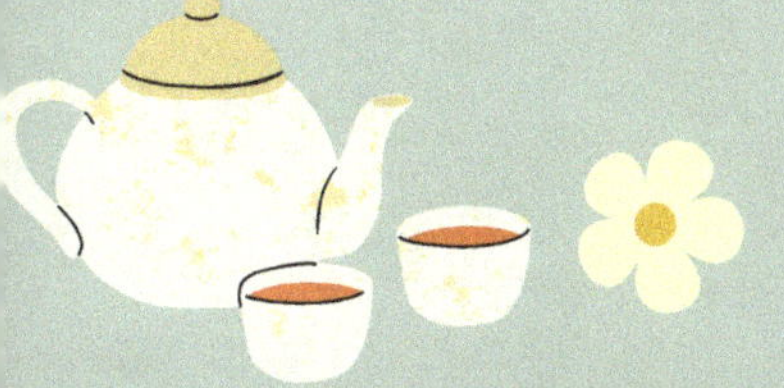

Hegu-Punkt

Der Hegu befindet sich zwischen dem 1. und 2. Mittelhandknochen. Drücke den Muskel unter dem 2. Mittelhandknochen gegen den Mittelhandknochen. Behandle den Punkt an jeder Hand ca. 2 Minuten lang und wiederhole dies 3-5 Mal pro Tag. Das kann die Stimmung verbessern und schlechte Laune beseitigen.

Achtung: Bei Schwangerschaft diese Methode nicht anwenden!

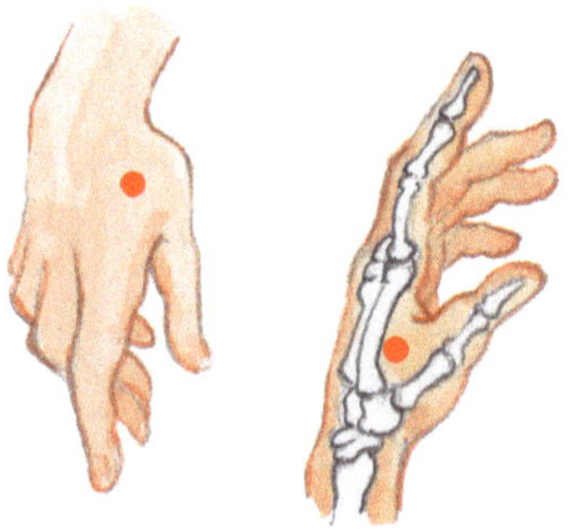

Zusanli-Punkt

Der Zusanli befindet sich vier Querfinger unterhalb der Kniescheibe, außen, in der Vertiefung zwischen dem Schienbein und dem Wadenbein. Drücke diesen Punkt an jedem Bein für 2 Minuten (dabei soll ein deutlicher Druckschmerz spürbar sein) und wiederhole diese Übung mehrmals pro Tag. Das Akupressieren des Zusanli ist dafür bekannt, den Geist aufzuheitern und Frustration und Erschöpfung zu lindern.

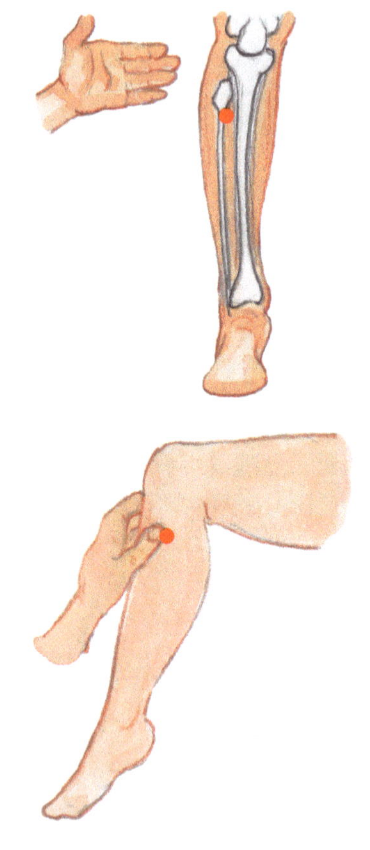

Fengchi-Punkt

Der Fengchi-Punkt befindet sich in den Vertiefungen parallel zu den Ohrläppchen. Sie sind auf beiden äußeren Seiten der großen Sehne am Hinterkopf zu ertasten. Die richtige Stelle löst leichte Druckschmerzen aus. Massiere sie für 1-2 Minuten abwechselnd sanft und kräftig nach innen in Richtung der Nasenspitze. Wiederhole den Vorgang 3-5 mal pro Tag. Das Akupressieren von Fengchi kann Angstzustände lindern, den Geist entspannen und den Kopf freimachen.

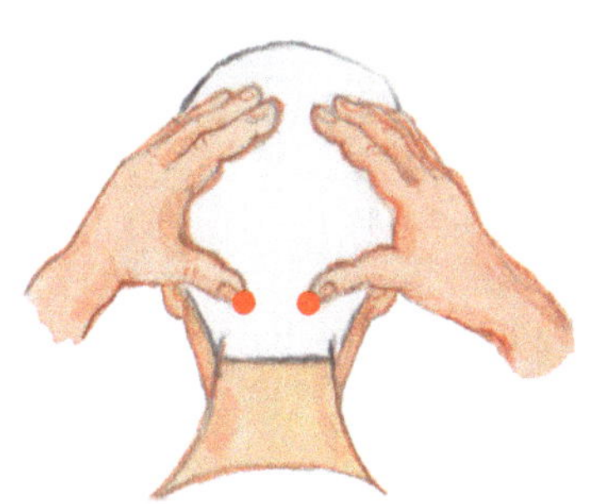

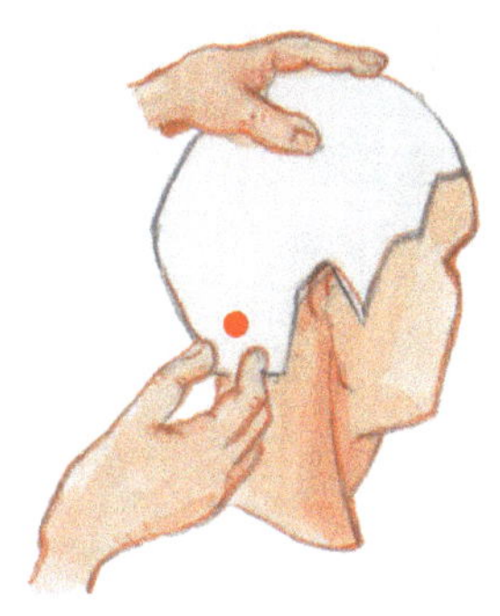

Shenmen-Punkt

Der Shenmen befindet sich auf Höhe der Handwurzel, auf der Handinnenseite des Handgelenks, in der Verlängerung zwischen kleinem und Ringfinger, neben der Sehne des kleinen Fingers. Drücke den Punkt für drei Sekunden und mache dann eine kurze Pause. Wiederhole diese Übung 100 Mal oder mehr. Das sanfte Akupressieren von Shenmen erzeugt Glücksgefühle.

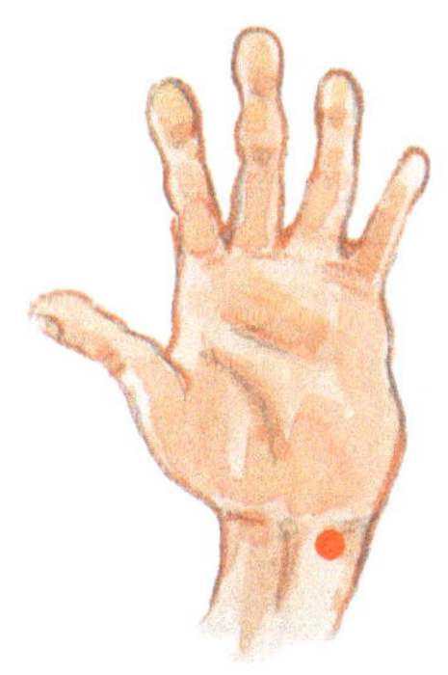

Weitere Tipps von Oma Ling

um die Heilung einer Zuckersucht im Alltag zu unterstützen:

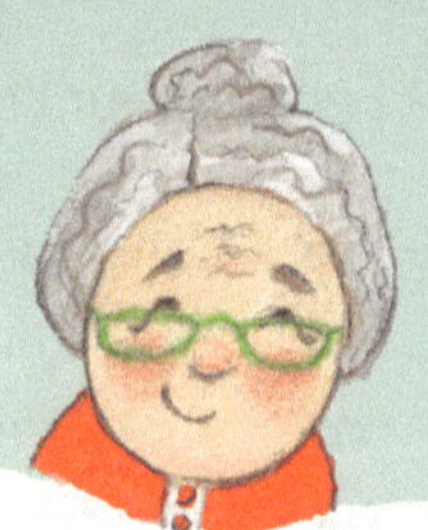

01

Der Zuckerkonsum sollte unter keinen Umständen blind reduziert werden. Es sollte wissenschaftlich vorgegangen werden. Ausreichender Konsum von Chrom, Magnesium und Zink hilft dem Körper, Zucker schneller zu metabolisieren. Diese Mineralien sind ganz besonders in Blattgemüse, Samen, Nüssen, Vollkornprodukten, grünen Bohnen und dunkler Schokolade zu finden.

02

Die tägliche Zuckerzufuhr eines Menschen sollte unter 50 Gramm liegen und idealerweise 25 Gramm betragen. Diabetiker sind hiervon ausgenommen und müssen strikt die ärztlichen Anweisungen befolgen.

03

Frisches Obst enthält natürlichen Zucker und viele Vitamine, Mineralien und andere Nährstoffe. Daher sollte man frisches Obst Trockenfrüchten oder Dosenfrüchten vorziehen.

04

Plötzliches Verlangen nach Zucker könnte auf einen Kaliummangel im Körper hinweisen, der eventuell auf akute Gastroenteritis, Diabetes, Hyperthyreose und andere Krankheiten zurückzuführen ist. Ein Arztbesuch und eine entsprechende Untersuchung können hier für Aufklärung sorgen.

05

Bewegung bewirkt, dass der Körper Endorphine freisetzt. Endorphine helfen, Stimmungsschwankungen zu regulieren, die durch Zuckerentzug ausgelöst werden.

06

Plötzliches Verlangen nach Zucker kann kurzzeitig gestillt werden, indem man ein Glas Wasser trinkt.

Schnarchen

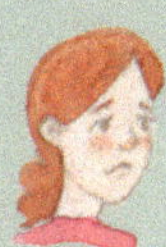

Ich schnarche in der Nacht und schlafe deshalb schlecht. Nicht nur ich selbst leide darunter, sondern auch meine Frau protestiert am Morgen immer häufiger. Kennst Du mögliche Ursachen?

Die häufigsten Gründe für das Schnarchen sind Nasenschleimhautentzündungen, Rachenentzündungen, Zungenvergrößerungen, oder Mandelentzündungen.

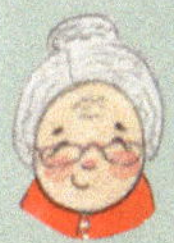

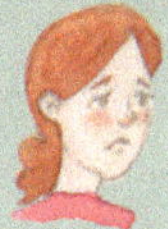

Ist Schnarchen gesundheitsschädlich? Muss es behandelt werden? Und wenn ja, was kann ich tun?

Wer auf Dauer schnarcht, kann z.B. Bluthochdruck, Herzkrankheit, Diabetes, oder sogar Hirngefäß-Erkrankungen entwickeln. Folgende Akupunktur-Punkte können behandelt werden:

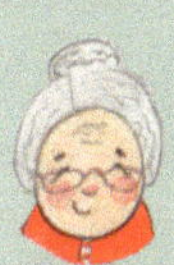

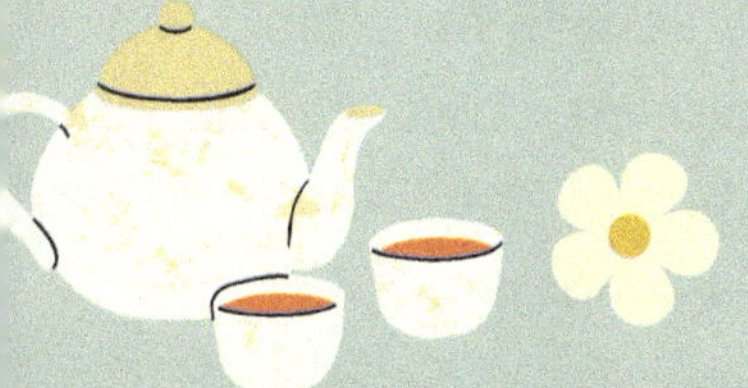

Yinlingquan-Punkt

Der Yinlingquan-Punkt befindet sich an der Innenseite der Wade, unterhalb des Knies in der Vertiefung neben dem Schienbein. Drücke 2 Minuten fest mit der Daumenspitze auf den Punkt. Wiederhole diese Übung 1-2 Mal täglich.

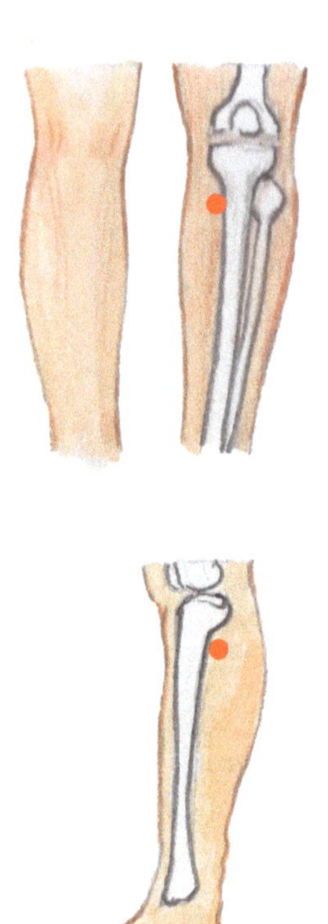

Fenglong-Punkt

Den Fenglong findest Du vorne an der Außenseite der Wade, auf halber Höhe zwischen dem Fußknöchel und dem Knie, zwei Finger breit vom vorderen Schienbeinrand entfernt. Drücke 10 Minuten lang mit dem Daumen fest auf diesen Punkt. Ein deutlicher Druckschmerz sollte zu spüren sein.

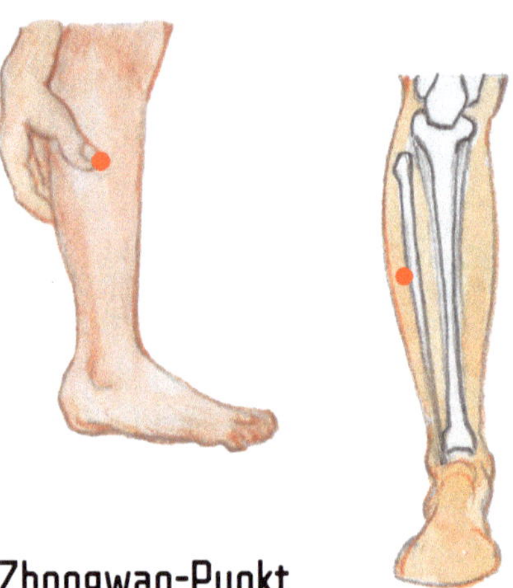

Zhongwan-Punkt

Der Zhongwan befindet sich in der Mitte zwischen der Brustbein-Unterkante und dem Nabel. Massiere den Punkt mit dem Daumen abwechselnd je eine Minute im und eine Minute gegen den Uhrzeigersinn.

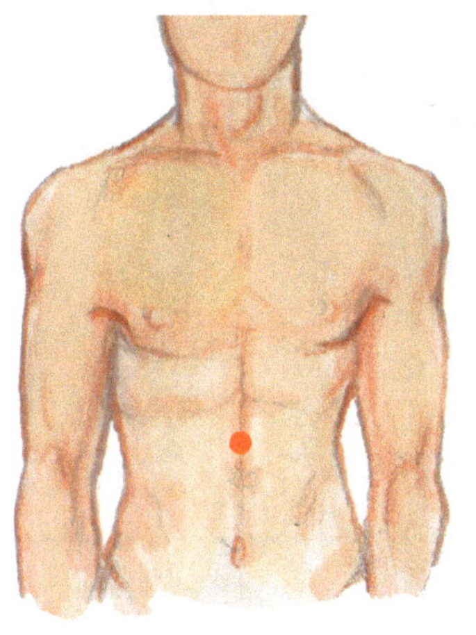

Alle oben genannten Massagen sollen konsequent jeden Tag durchgeführt werden, bis sich das Schnarchen verbessert.

Tianshu-Punkt

Die Position des Tianshus ist auf beiden Seiten jeweils drei Querfinger vom Bauchnabels entfernt. Lege beide Daumen auf die Punkte und führe für 1 Minute eine Rotationsmassage durch.

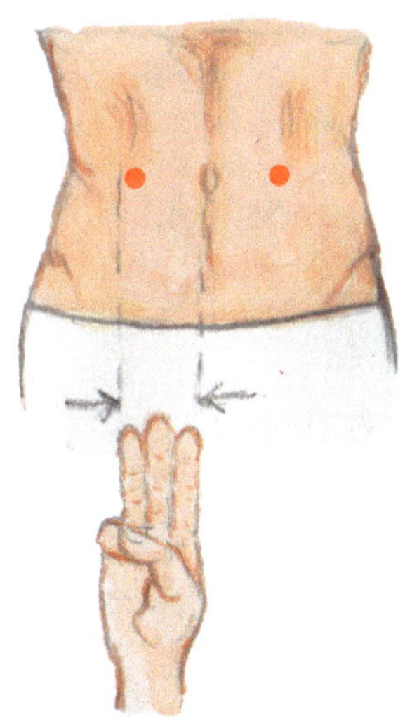

Weitere Tipps von Oma Ling

die gegen Schnarchen helfen können:

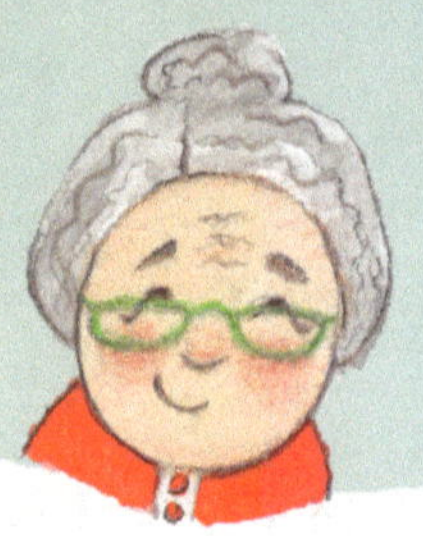

01

Schlaf auf der Seite, nicht auf dem Rücken, und verwende ein flaches Kissen.

02

Trinke vor dem Schlafengehen keinen starken Tee, Kaffee und Energy-Drinks. Höre sofort mit dem Rauchen auf.

03

Meide vor dem Schlafengehen Alkohol und bestimmte Medikamente. Beruhigungsmittel, Schlaftabletten und Antiallergika verflachen und verlangsamen die Atmung und entspannen die Muskeln, was zu einer erschwerten Atmung im Rachen führen kann.

04

Bei Übergewicht hilft Abnehmen, um die Atemwege freier zu machen.

05

Schütze Dich vor Erkältungen und lasse Dich bei nasalen Erkrankungen behandeln. Bei Bedarf kann auch ein Nasenspray vor dem Schlafen verwendet werden.

06

Spüle den Mund und Rachen unmittelbar vor dem Schlafengehen mit kaltem Wasser aus. Das kann das Schnarch-Geräusch reduzieren.

07

Wenn keine Verbesserung festzustellen ist, geh zum Arzt und lass Dich untersuchen. Mit einer Schlafanalyse im Schlaf-Labor kann man feststellen, ob es Veränderungen beim EKG, EEG oder Blutsauerstoff gibt und eine medizinische Behandlung folgen sollte.

Mundgeruch

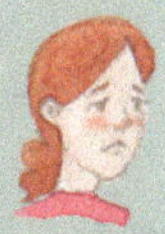

Es gibt etwas, das mich in letzter Zeit sehr verunsichert. Ich habe schlechten Mundgeruch. Ich kann mich zwar meistens mit Kaugummi und speziellem Mundwasser selbst behelfen, aber das Problem geht nicht weg. Es gibt auch keine Medikamente gegen Mundgeruch. Was soll ich tun? Gibt es gute Lösungen mit TCM?

Um Mundgeruch gezielt zu behandeln, muss man zuerst die Ursache herausfinden.

Mögliche Ursachen von Mundgeruch

- Karies und Parodontitis erleichtern die Bakterienvermehrung im Mund. Die Sulfide, die dabei entstehen, geben einen faulen Geruch ab.
- Krankheiten wie Magengeschwüre, chronische Gastritis, funktionelle Verdauungsstörungen und Diabetes können von Mundgeruch begleitet sein;
- Bei dauerhafter Verstopfung können schädliche Substanzen nicht rechtzeitig aus dem Körper ausgeschieden werden. Das aufsteigende Gas verursacht Mundgeruch;
- Rauchen, Alkoholkonsum und scharfes Essen können ebenfalls für Mundgeruch verantwortlich sein.
- Menschen, die permanent Schlafdefizit aufweisen, sind besonders anfällig für Mundgeruch.

Mundgeruch Selbsttest

(Luft in die Hand pusten und Hand vor die Nase halten)

- Riecht es ranzig, deutet das auf Verdauungsstörungen hin (das Essen gärt im Magen).
- Riecht es nach faulen Äpfeln, hast Du möglicherweise Diabetes.
- Riecht es bitter und salzig, hast Du möglicherweise Nierenerkrankungen.
- Ist es ein Fischgestank, stimmt eventuell etwas mit Deinen Lungen nicht.
- Riecht es nach Tabak und Alkohol, sind die Ursachen wohl klar.

Du kannst Mundgeruch reduzieren, indem Du folgende Akupunkturpunkte behandelst:

Daling-Punkt

Der Daling befindet sich auf der Handinnenseite am Handgelenk, zwischen den beiden Sehnensträngen. Ertaste den Schmerzpunkt, drücke an beiden Händen jeweils 1-3 Minuten lang. Wiederhole den Vorgang 3 Mal täglich.

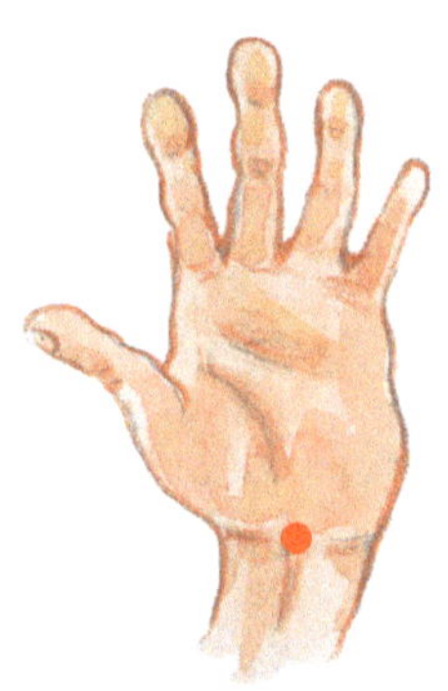

Taibai-Punkt und Gongsun-Punkt

Beide Akupunkturpunkte befinden sich am inneren Rand des Fußes. Der Taibai-Punkt befindet sich in der hinteren Vertiefung des ersten Mittelfußknochens. Der Gongsun-Punkt befindet sich im vorderen unteren Teil des ersten Mittelfußknochens. Akupressiere beide Punkte mit einer Druckbewegung von Taibai zu Gongsun. Behandle jeden Fuß 3 Minuten lang und wiederhole diese Übung 1-3 Mal am Tag. Wende dabei nicht zu viel Kraft an. Es genügt, wenn Du bei der Behandlung leichte Druckschmerzen empfindest.

Taichong-Punkt und Xingjian-Punkt

Beide Akupunkturpunkte befinden sich am Fußrücken. Der Taichong befindet sich in der Lücke zwischen dem großen und zweiten Zeh. Der Xingjian befindet sich etwas weiter oben. Akupressiere diese zwei Punkte, von Taichong zu Xingjian. Behandle jeden Fuß 3 Minuten lang und wiederhole diese Übung 1-3 Mal am Tag.

Achte auch hier darauf, nicht zu fest zu drücken.

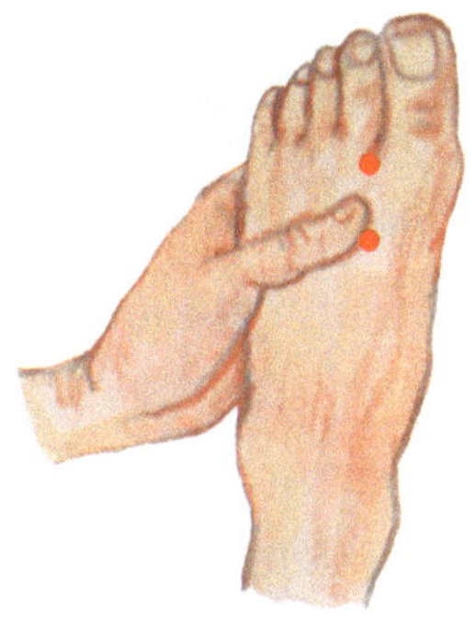

Rücken-Akupunkturpunkte

Es gibt viele Mundgeruch-Akupunkturpunkte auf dem Rücken (auf beiden Seiten der Wirbelsäule), sodass die genaue Position der einzelnen Punkte nicht ganz so entscheidend ist. Lege Dich mit Deinem Rücken einfach auf eine Faszienrolle und rolle 3-5 Minuten lang auf und ab, so erreichst Du die meisten Punkte. Wenn Du diese Übung dauerhaft jeden Tag wiederholst, sollte sich nach und nach die Blockade in den Meridianen lösen. Dies beseitigt insbesondere Mundgeruch, der durch Verdauungsstörungen verursacht wird.

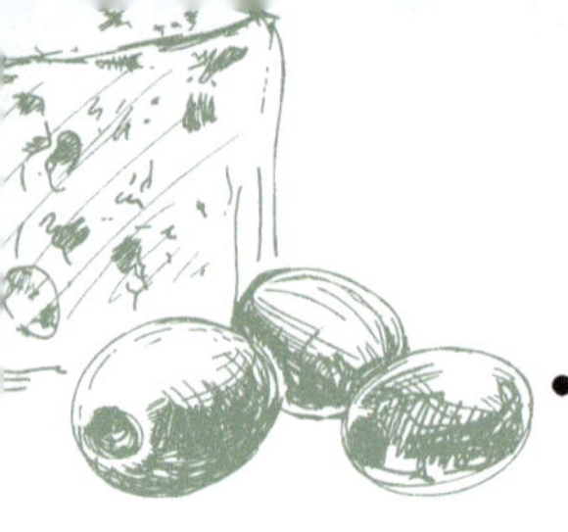

DIÄTETISCHE VORSCHLÄGE:

- Pfefferminzblatt: Pfefferminze enthält monotheke Verbindungen, die durch das Blut in die Lunge zirkulieren. Nimm ein paar frische Minzblätter in den Mund und zerkaue sie, um den Mundgeruch zu beseitigen.

- Sellerie (roh): Hilft, Gerüche im Mund, insbesondere Zigarettengestank, zu beseitigen.

- Lotuswurzeln enthalten viel Vitamin C und Ballaststoffe, die gut für Milz und Magen sind. Der regelmäßige Verzehr kann Mundgeruch beseitigen, der durch Sodbrennen verursacht wird. Lotuswurzel kann im Asia Shop gekauft und gekocht oder gebraten verzehrt werden.

- Grüner Tee: enthält viel Fluorid, das Säure widerstehen, Karies verhindern und Mundgeruch eliminieren kann. Das Kauen von Teeblättern kann Mundgeruch vorübergehend beseitigen. Trinke eine Tasse grünen Tee pro Tag, das sollte sehr dabei helfen, Deinen Mundgeruch (nach etwa zwei Wochen) zu beseitigen.

- Chrysanthemen-Tee: Der regelmäßige Verzehr von Chrysanthemen-Tee kann Mundgeruch beseitigen, der durch Leber- und Magenerkrankungen verursacht wird.

Weitere Tipps von Oma Ling

die gegen Mundgeruch helfen können:

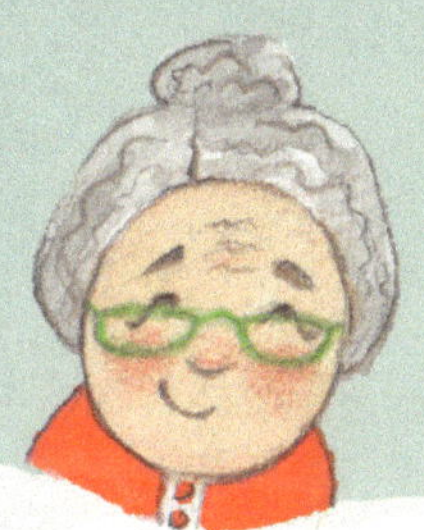

01

Achte gut auf die Mundhygiene, höre mit dem Rauchen auf und sorge für ausreichend Schlaf.

02

Erkrankungen bekämpfen, die für den Mundgeruch verantwortlich sind.

03

Verstopfung vermeiden und beseitigen.

04

Bei Milch-Unverträglichkeit keine Milch trinken.

05

Mundgeruch in der Früh nach dem Aufstehen (weil bei geschlossenem Mund geschlafen wurde) verschwindet gewöhnlich nach dem Zähneputzen (oder Frühstück) von allein.

06

Gegen Mundgeruch, der nicht durch Mund- und Magen-Darm-Erkrankungen verursacht wird, kannst Du probieren, Ingwer zu kauen. Wenn das nach einiger Zeit nicht hilft, und Deine Zunge dunkel belegt ist, solltest Du Dich unbedingt untersuchen lassen. Es könnte auf einen Tumor im Verdauungstrakt hinweisen, der dringend behandelt werden muss.

Schluckauf

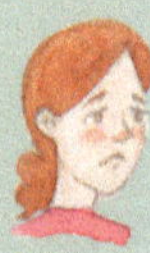

Ich bekomme leicht Schluckauf. Wenn es einmal anfängt, kann ich es kaum noch stoppen. Es ist sehr unangenehm und manchmal auch peinlich in der Öffentlichkeit (wie neulich bei einem klassischen Konzert). Gibt es TCM Methoden, mit denen man Schluckauf schnell stoppen kann?

Ja, gibt es! Und zwar durch Drücken folgender Akupunkturpunkte:

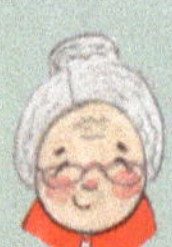

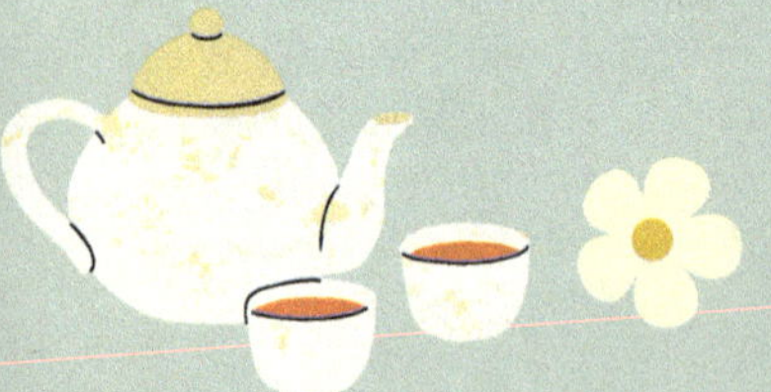

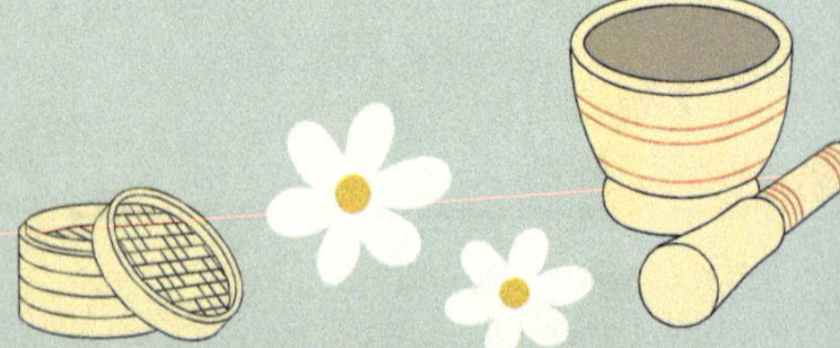

Zanzhu-Punkte

Die beiden Zanzhu-Punkte liegen in der Vertiefung am inneren Ende der beiden Augenbrauen. Drücke die Stellen, wo Du eindeutige Druckschmerzen spürst, mit den Daumen von unten nach oben eine Minuten lang ganz fest. Der Schluckauf sollte aufhören.

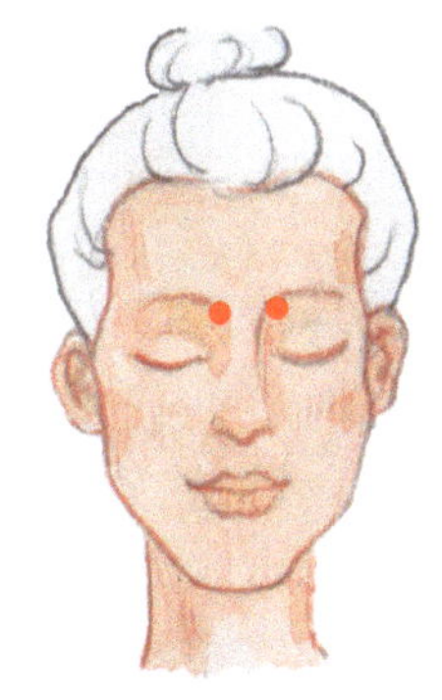

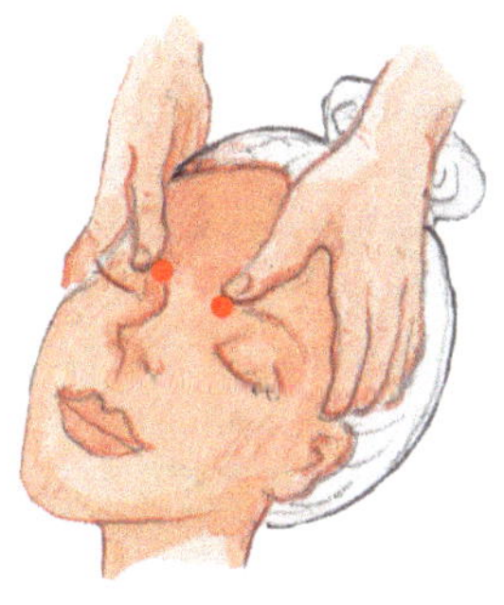

Neiguan-Punkt

Der Neiguan befindet sich auf der Handinnenseite am Handgelenk, drei Finger unterhalb der Handwurzel, zwischen den beiden Sehnensträngen. Drücke mit dem Daumen eine Minuten lang ganz fest. Der Schluckauf sollte aufhören.

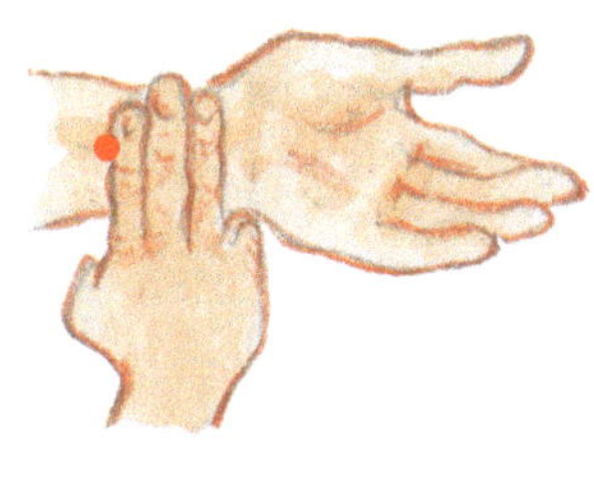

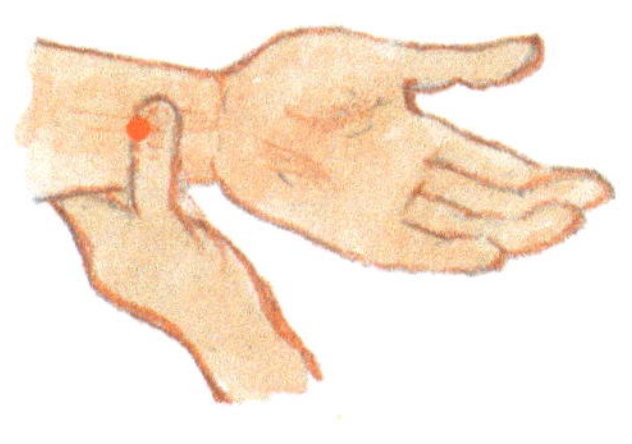

Ringfinger

Drücke mit der Daumenspitze fest auf die Spitze Deines Ringfingers. Der Schluckauf sollte rasch aufhören.

Weitere Tipps von Oma Ling

die gegen Schluckauf helfen können:

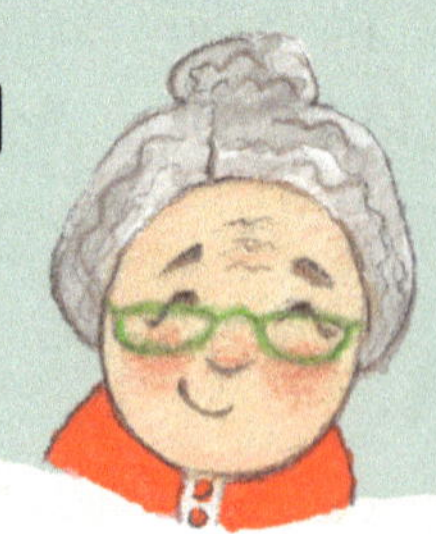

01

Schluckauf wird normalerweise durch zu schnelles oder zu reichhaltiges Essen, aber auch durch Kälte verursacht.

02

Häufiger Schluckauf ist eventuell auch auf Verdauungsstörungen oder Gastritis zurückzuführen. Erkrankungen der Gallenwege oder Bauchspeicheldrüse können ebenfalls die Magenfunktion beeinflussen. Dies sollte daher genau untersucht werden. In den meisten Fällen bedeutet das Auftreten von Schluckauf aber keine ernsten körperlichen Probleme.

03

Dauerhafter Schluckauf ist möglicherweise ein Hinweis auf Zwerchfellkrämpfe, die durch den Reiz eines wachsenden Lebertumors auftreten. Darüber hinaus können auch ein Speiseröhrenkrebs, Magenkarzinom und Magenkrebs Schluckauf verursachen. Die genaue Ursache sollte unbedingt untersucht werden, um etwaig notwendige Behandlungen rechtzeitig wahrzunehmen.

Zähneknirschen und -Pressen (Bruxismus)

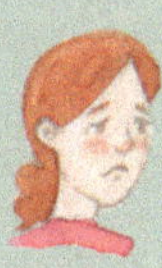

Oma Ling, ich wache morgens mit einem steifen Kiefer und Schmerzen auf. Der Zahnarzt hat mich darauf hingewiesen, dass ich wahrscheinlich mit den Zähnen knirsche und presse, wenn ich nachts schlafe. Was ist wohl die Ursache?

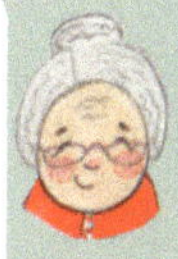

Wenn Kinder beim Zahnwechsel die Zähne knirschen, ist es eher normal und unbedenklich. Wenn Erwachsene nachts im Schlaf (oder auch tagsüber) mit den Zähnen knirschen, oder diese fest aufeinanderpressen, haben wir es mit einer Krankheit zu tun, die vielerlei Auslöser haben kann. In der Regel wird Zähneknirschen und -Pressen durch übermäßigen Stress oder muskuläre Verspannungen im Alltag verursacht. Der Körper versucht den Stress durch Muskelbewegungen abzubauen. Darüber hinaus können aber auch Störungen des Zentralen Nervensystems, inkonsistente Zahn-Okklusion, Magen-Darm-Funktionsstörungen, Hormonstörungen, allergische Erkrankungen, Vitamin-D-Mangel oder Kalziummangel Zähneknirschen verursachen. Außerdem ist Zähneknirschen vererbbar.

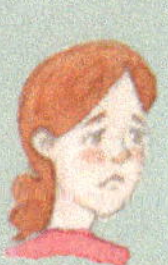

Von Stress und Verspannung kann ich ein Liedchen singen! Ist Zähneknirschen eine schlimme Krankheit, die behandelt werden muss?

Zähneknirschen und -Pressen (Bruxismus)

Leichtes Zähneknirschen hat in der Regel keine negativen gesundheitlichen Auswirkungen. In schweren Fällen verschleißt es aber die Zähne, führt zu Kiefergelenkserkrankungen und verursacht Kopfschmerzen, Kaumuskelschmerzen und andere Beschwerden. Spätestens dann sollte es unbedingt behandelt werden.

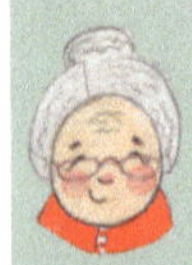

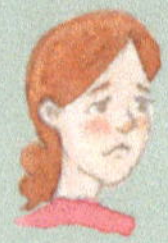

Kennst Du effektive Behandlungsmethoden in der TCM?

Um den Bruxismus (Zähneknirschen/Pressen) komplett zu heilen, solltest Du Dich orthopädischen, zahnärztlichen und psychotherapeutischen Untersuchungen unterziehen und den Behandlungsvorschlägen der Ärzte folgen. Es gibt allerdings einige Akupressur-Methoden und diätetische Therapien, die die Symptome des Zähneknirschens zu lindern vermögen:

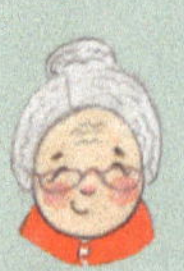

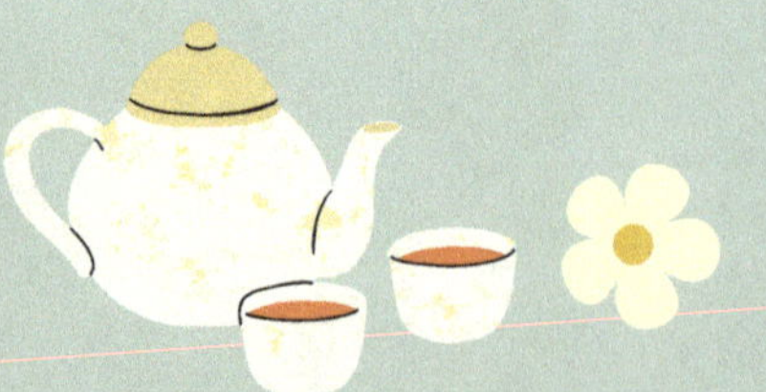

Xiaguan-Punkt

Der Xiaguan befindet sich vorderhalb des Ohrs, in der Vertiefung zwischen dem Wangenknochen und dem Unterkiefer. Du findest den Punkt leichter, wenn Du den Mund schließt und leicht auf die Zähne beißt. Drücke mit beiden Mittelfingern gleichzeitig sanft auf den linken und rechten Xiaguan und reibe die Punkte sanft (es genügt, wenn Du auf der Hautoberfläche bleibst). Es sollte dabei ein leichter Druckschmerz spürbar sein. Es genügt täglich eine halbe Minute lang zu drücken oder etwa 20 Mal zu reiben. Führe diese Übung 3-5 Mal täglich aus, bis sich eine deutliche Besserung einstellt.

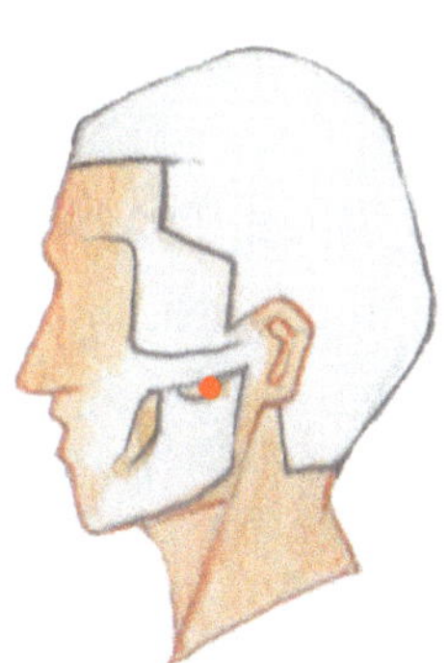

Hegu-Punkt

Der Hegu befindet sich zwischen dem 1. und 2. Mittelhandknochen. Drücke den Muskel unter dem 2. Mittelhandknochen gegen den Mittelhandknochen. Drücke an jeder Hand 1-2 Minuten lang, und wiederhole dies mehrmals pro Tag.

Achtung: Diese Methode nicht bei Schwangerschaft anwenden!

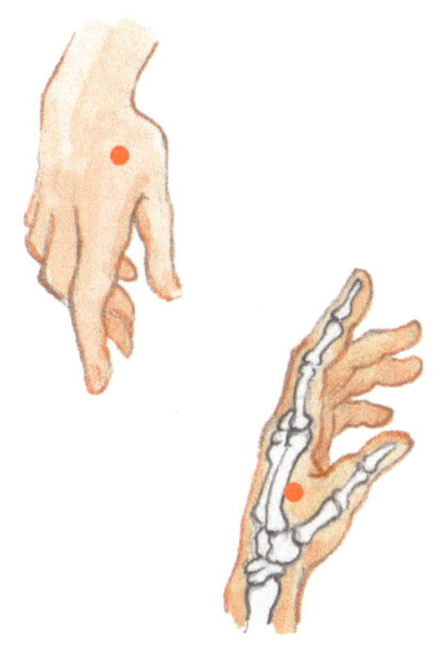

Zusanli-Punkt

Der Zusanli befindet sich vier Querfinger unterhalb der Kniescheibe, außen, in der Vertiefung zwischen dem Schienbein und dem Wadenbein. Drücke diesen Punkt an jedem Bein für zwei Minuten und wiederhole diese Übung mehrmals pro Tag.

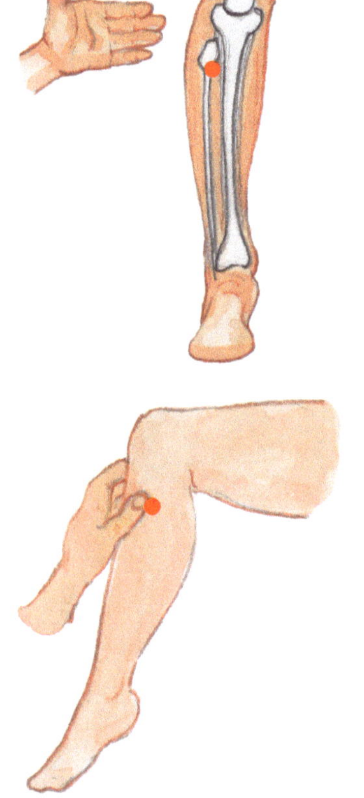

Taichong-Punkt

Der Taichong befindet sich in der Lücke zwischen dem großen und zweiten Zeh. Reibe mit dem Daumen oder Zeigefinger von unten nach oben entlang dieser Aussparung. Der Druckschmerz sollte deutlich spürbar sein. Reibe an jedem Fuß 2-5 Minuten, und wiederhole die Übung mehrmals.

Neiting-Punkt

Der Neiting befindet sich am Ende der Falte zwischen der zweiten und dritten Zehe. Drücke mit der Daumenspitze auf diesen Punkt, so fest, dass Du einen eindeutigen Druckschmerz fühlst. Drücke 1 Minute pro Seite, und wieder hole dies mehrmals am Tag.

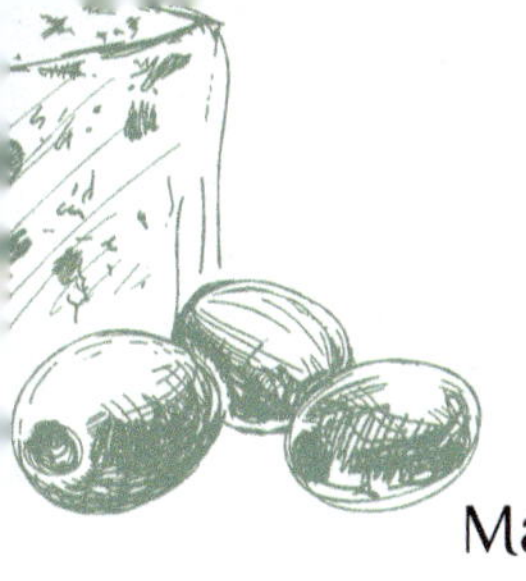

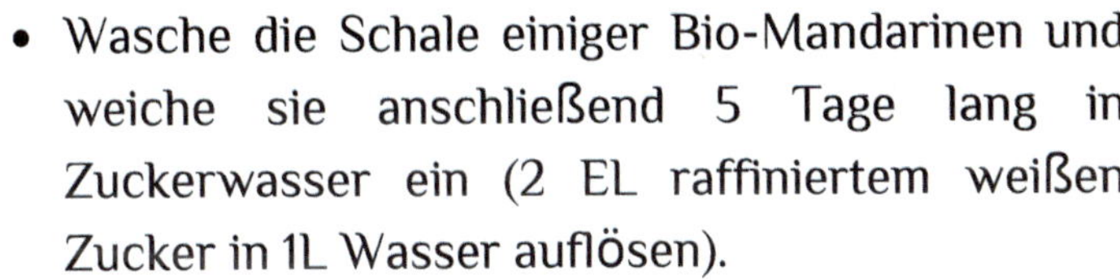

DIÄTETISCHE VORSCHLÄGE:

Mandarinenschale*-Therapie

- Wasche die Schale einiger Bio-Mandarinen und weiche sie anschließend 5 Tage lang in Zuckerwasser ein (2 EL raffiniertem weißen Zucker in 1L Wasser auflösen).
- Iss nun jeden Abend vor dem Schlafengehen die Schale einer Mandarine. Wiederhole das 3-4 Tage. Das Zähneknirschen während des Schlafs sollte sich signifikant reduzieren.

(*Achtung: Mandarinenschale, nicht Orangenschale!)

Schilfwurzel-Therapie

- Schilfwurzeln können im Asia-Store unter dem Namen „Rhizoma Phragmitis" erworben oder alternativ selbst wild geschnitten werden.
- Wasche und putze die Wurzeln sorgfältig und schneide sie anschließend in kurze Stücke. Lasse die Stücke trocknen.
- Nun nimmst Du täglich 50 Gramm der getrockneten Stückchen und gießt sie mit kochendem Wasser auf. Lasse die Wurzel einige Minuten ziehen und konsumiere das Getränk als Teeersatz. Schilfwurzeltee kann Bruxismus bei Erwachsenen effektiv lindern.

Weitere Tipps von Oma Ling

die gegen Zähneknirschen und -Pressen (Bruxismus) helfen können:

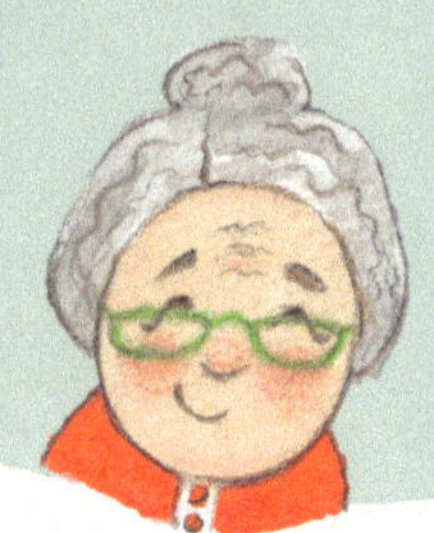

01

Achte auf ausreichend Entspannung für Körper und Geist. Gehe nicht zu spät schlafen.

02

Meide harte Lebensmittel, die schwer zu zerkauen sind. Verzichte auf das Kauen von Kaugummi. Meide Kaffee, Schokolade und andere stimulierende Lebensmittel vor dem Schlafengehen. Rauche nicht. Iss vermehrt Lebensmittel, die reich an Vitaminen und Kalzium sind.

03

Bei empfindlichen Zähnen solltest Du Lebensmittel meiden, die sehr kalt oder sehr heiß sind.

04

Suche einen Arzt auf, um Kiefergelenkserkrankungen zu behandeln, und die durch Zähneknirschen verursachten Schäden an der Okklusionsoberfläche der Zähne zu beheben. Zahndeformitäten sollten durch einen Kieferorthopäden behandelt werden.

05

Eine vom Zahnarzt professionell angefertigte Zahnschiene kann ebenfalls dabei helfen, Muskelverspannungen effektiv aufzulösen. Du musst sie nachts tragen und kannst sie morgens wieder entfernen.

Hat Ihnen das Buch geholfen?

Wir, die Autorin OMA LING und ihre fleißigen Mitstreiterinnen, sowie der KLHE-Verlag, die über viele Jahre an der Perfektionierung dieses Buches mitgewirkt haben, hoffen inständig, dass Sie mithilfe der Anleitungen und Tipps in diesem Buch eine nachhaltige Verbesserung Ihrer Gesundheit und Ihrer Lebensqualität erreichen.

Bitte bewerten Sie dieses Buch

Damit kommen wir zu dem Teil des Buches, in dem wir Sie um einen kleinen Gefallen bitten. Rezensionen sind ein extrem wichtiger Bestandteil von Produkten, auch bei Büchern. Kunden können sich besser entscheiden, ob sie ein Buch kaufen möchten oder nicht. Und Rezensionen helfen, Bücher innerhalb des vielfältigen Angebotes von Amazon sichtbarer zu machen. Wenn Ihnen dieses Buch gefallen hat, würden wir uns sehr über eine Rezension freuen. Schreiben Sie, wie Ihnen dieses Buch weiterhelfen konnte, was Ihnen gefallen hat, ob man es gut lesen konnte und natürlich auch, was Ihnen womöglich gefehlt oder
nicht so gut gefallen hat.

Wir lesen jede Bewertung und jedes persönliche Feedback (info@klhe.de). Ihr wertvolles Feedback hilft uns schließlich dabei, unsere Bücher stetig zu verbessern.

Wir freuen mich auf Ihre offene und ehrliche Bewertung und bedanken uns herzlich für Ihre Unterstützung.

Mehr von Oma Ling?

Körperliche Probleme und chronische Beschwerden treten immer häufiger auf und schränken die Lebensqualität vieler Menschen erheblich ein. Damit ist jetzt Schluss!

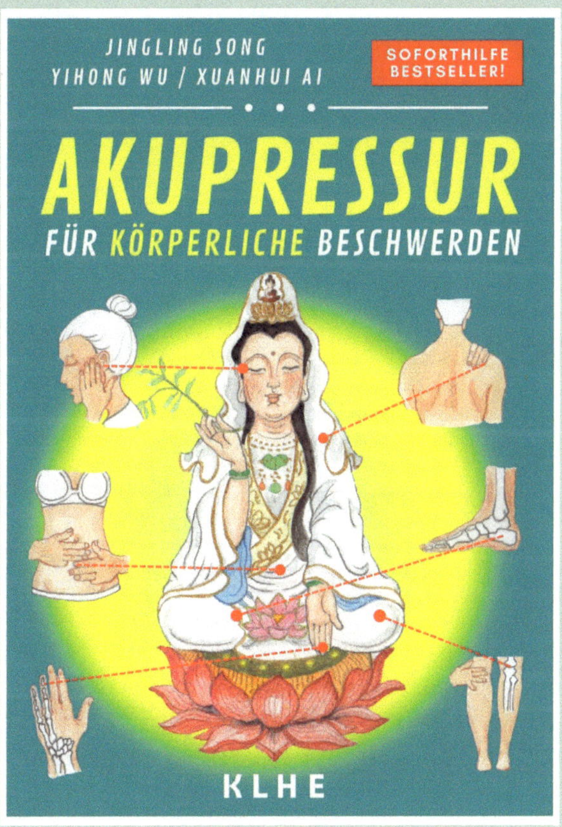

Akupressur: Soforthilfe-Behandlung von körperlichen Schmerzen, akuten und chronischen körperlichen Beschwerden erschienen im KLHE-Verlag

ISBN: 978-3-98538-110-4

Printed in Poland
by Amazon Fulfillment
Poland Sp. z o.o., Wrocław

69946476R00108